Marianne Porsche-Rohrer

Was Schüßler lehrt, hat höchsten Wert

Ein lyrisches Handbuch der biochemischen
Heilmittel für Mensch und Tier

In der lebendigen Natur geschieht
nichts, was nicht in der Verbindung
mit dem Ganzen steht.
(Johann Wolfgang von Goethe)

Kontaktadresse

Marianne Porsche-Rohrer
Apothekerin, Heilpraktikerin & Autorin

Mozartstraße 20
86956 Schongau

Telefon 08861 - 7560
Fax   08861 - 241 737

porsche-rohrer.praxis@t-online.de
www.porsche-rohrer.de

3. Auflage
23. Februar 2015

ISBN 978-3-00-046889-6

Umschlaggestaltung: Isabel Rohrer
Layout und Satz: Frank Rohrer
Druck: Pressel Digitaldruck, Remshalden, www.pressel.de

gedruckt auf Munken Print White
FSC-zertifiziertes Papier

Printed in Germany

Inhalt

Bewährte Anwendungen und Kombinationen

Die Behandlung mit Schüßler Salzen

Die Therapie mit Mineralstoffen nach Dr. Schüßler

Die Behandlungsmethode mit Schüßler-Salzen geht auf den deutschen Arzt Dr. med. Wilhelm Heinrich Schüßler (1821 – 1898) zurück. Er erkannte vor mehr als 130 Jahren, dass seine Mineralsalze ideal für die Behandlung zahlreicher Beschwerden geeignet sind.

Neue Erkenntnisse in der Medizin profitieren oft von anderen Forschern und deren Ergebnissen oder beziehen diese mit ein. So war es auch bei Dr. Schüßler. Seine Idee, eine einfach anwendbare Therapiemethode zu schaffen, kommt in der Überschrift eines Fachartikels aus dem Jahr 1873 treffend auf den Punkt: „Eine abgekürzte homöopathische Therapie".

Tatsächlich sind die von Dr. Schüßler eingesetzten Salze homöopathischen Ursprungs, was seiner Profession als Homöopath entsprach. Seine Methode jedoch, mit wenigen Arzneimitteln ursächlich ein gestörtes Mineralgleichgewicht wieder ins Lot zu bringen, ist gleichermaßen modern wie wissenschaftlich. Die wissenschaftliche Grundlage wurde von zwei „originalen" Zeitgenossen von Dr. Schüßler, dem großen Arzt und Pathologen Rudolf Virchow (1821 – 1902) und dem Arzt und Physiologen Jakob Moleschott (1822 – 1893) bestätigt. Virchow bereicherte die Medizin um die Erkenntnis, dass Krankheit immer in der Zelle ihren Ursprung hat. Moleschott zeigte auf, wie elementar wichtig Mineralstoffe für die Gesundheit sind. Beide Erkenntnisse sind in der Schüßler-Methode vereint.

Dr. Schüßler war mit seiner Methode als Arzt sehr erfolgreich. Heute erleben die Schüßler-Salze eine Renaissance. Die einfache Anwendung kombiniert mit der sanften und natürlichen Wirkweise passt zu den Anforderungen, die viele Menschen an die Medizin haben. Da heute auch immer mehr bei leichteren Symptomen die Eigenregie der Betroffenen gefragt ist, passt die Schüßler-Methode doppelt gut in die Zeit.

Schüßler-Salze stehen als Tabletten, Salben und Lotionen zur Verfügung. Gern werden sie heute auch kombiniert und als Kur angewendet. Sie sind für Menschen aller Altersstufen anwendbar und werden auch in der Tierheilkunde hoch geschätzt.

Die Funktionsmittel

Seit mehr als hundert Jahren schon
Ist 's eine gute Tradition,
Mit Salzen, die dem Körper nützen,
Die Heilung sanft zu unterstützen,
Die Ausscheidung gut zu bewegen,
Die Abwehrkräfte anzuregen,
Bindegewebe zu entgiften,
Zu kräftigen und auch zu liften,
Den Fingernägeln und den Haaren,
Die Kraft, den Glanz auch zu bewahren,
Zu stärken und zu reparieren,
Auf Schwächen schnell zu reagieren,
Kurzum, den Menschen zu begleiten,
Ihm Wohlbefinden zu bereiten.
Perfekt ist Doktor Schüßlers Lehre,
Weshalb ich ihn so sehr verehre.

Nr.1 Calcium fluoratum

Schwache Nägel, Knorpel, Sehnen,
Bänder, Haut und müde Venen?
Schlaff wird stark und Hartes weich,
Das schafft Nummer EINS zugleich.

Bei viel Hornhaut an den Füßen
Kann die EINS man nur begrüßen,
Und für Fingerkuppenschrunden
Hab nichts Bess'res ich gefunden.

Sind Gelenke überstreckt,
Wirkt die EINS auch ganz perfekt
Für beweglich starke Sehnen,
Die sich voll elastisch dehnen.

Als D12 nimm sie am Morgen!
Heut' noch sollst du sie besorgen!
Schnelle Wirkung wird sie zeigen.
Sowas darf man nicht verschweigen.

Nr. 2 Calcium phosphoricum

Schüßlers Nummer ZWEI ist Klasse,
Fehlt es an der Knochenmasse.
Brüche heilen auf die Schnelle,
Ist die Nummer ZWEI zur Stelle.

Wachstumsschmerzen, spätes Zahnen,
Ach, ich kann es nur erahnen,
Wie die ZWEI sich hier bewährt,
Ich hab 's euch schon oft erklärt.

Schwäche, Blutarmut und Blässe,
Und dass ich auch nicht vergesse,
Bei Infektanfälligkeit
Wirkt sie schon seit Schüßlers Zeit.

Ist der Mensch schon länger kränklich
Und sein Zustand recht bedenklich,
Nimmt die ZWEI er, blüht er auf.
Glaub' es mir, ich schwöre drauf!

Nr. 3 Ferrum phosporicum

Nummer DREI brauchte ich neulich.
Das war wirklich nicht erfreulich,
Denn mich plagte ein Infekt.
Das hat mich gar sehr erschreckt.

Schüttelfrost und rote Wangen,
So hat alles angefangen,
Doch ich hatte, Gott sei Dank,
Schüßlers Nummer DREI im Schrank.

Stündlich lutschte ich die Pillen,
Um den Hustenreiz zu stillen.
Auch das Fieber ging vorbei
Mit der guten Nummer DREI.

Selbst der Wespenstich von heute,
Der mich überhaupt nicht freute
Machte mir nur wenig aus
Mit der Nummer DREI im Haus.

Rötung, Schwellung, Schmerz und Hitze,
Seit ich Nummer DREI besitze,
Ist kein Notfall mir zu heftig,
Denn die DREI wirkt schnell und kräftig.

Nr. 4 Kalium chloratum

Dieses gute Salz muss her,
Tut das Lymphsystem sich schwer.
Husten, Schnupfen ohne Eiter,
Nummer VIER hilft bestens weiter.

Bei Katarrh in Ohr und Rachen
Muss man schnellstens etwas machen.
Auch bei Blasen durch Verbrennen,
Ist es gut, die VIER zu kennen.

Schleimbeutel und Knie geschwollen?
Wie wir das behandeln sollen?
Da muss man nicht diskutieren
Und die Nummer VIER probieren.

Nr. 5 Kalium phosphoricum

Schwache Nerven und viel jammern,
Sich an jeden Strohhalm klammern,
Wenn ein hochnervöser Magen
Und auch Schlafprobleme plagen,
Albträume die Seele töten,
Dann ist Nummer FÜNF vonnöten.

Heimweh, Schulbauchweh und Sorgen,
Stete Fragen: Was ist morgen?
Auch Migräne, Rückenschmerzen,
Klopfen von nervösen Herzen
Geh' n mit Nummer FÜNF schnell weg,
Denn das ist des Mittels Zweck.

Zuviel Stress und Arbeitspflichten,
Partnerschaftsproblemgeschichten,
Gut ist es, die FÜNF zu schlucken,
Bei so vielen Psychomucken.
Dieses Salz könnt' ich nie missen.
Das soll wirklich jeder wissen.

Nr. 6 Kalium sulfuricum

Bei Entzündungen mit Eiter
Brauchst die SECHS du als Begleiter.
Kommt Sekret heraus beim Husten,
Musst Schleim aus der Nase pusten,
Gelb und grün, o welche Plage!
Nummer SECHS, gar keine Frage!

Zur Entgiftung wirkt sie Wunder.
Schneuz' ihn raus, den ganzen Plunder!
Frei werden die Atemwege,
Ehe ich mich schlafen lege.
Leber, Nieren sind voll Kraft,
Schlacken werden weggeschafft.

Durch Entgiftung aller Zellen
Wird die Stimmung sich erhellen,
Und rheumatischen Gelenken
Wird die SECHS Entlastung schenken.
Meister Propper – fauler Zauber!
Nummer SECHS macht alles sauber.

Nr. 7 Magnesium phosphoricum

Hat mit Schüßlers Nummer SIEBEN
Man den Wadenkrampf vertrieben,
Mit entspanntem Schlummer dann
Sich viel Gutes auch getan,
Kann man sich nun wieder bücken,
Weil der Muskelschmerz im Rücken
Durch Entkrampfung schnell verging,
Das ist doch ein tolles Ding!

Geht's dem Magen wieder besser,
Von dem Stress- und Zeitnot-Esser,
Gallenkolik? - Bagatelle,
Schluckauf weg, ganz auf die Schnelle,
Ward die Neuralgie gelindert
Und der Hustenkrampf vermindert,
Schwand des Darmes Zwicken, Kneifen,
Wird man es ganz schnell begreifen:

Jedermann kann sie nur lieben,
Diese gute Nummer SIEBEN.

Nr. 8 Natrium chloratum

Natrium chloratum muss
Wirken auf den Wasserfluss.
In den menschlichen Organen
Kann die ACHT den Weg sich bahnen,
Und falls sich mal wo was staut,
Wird der Stau schnell abgebaut.

Ausschlag wässrig, Herpesblasen,
Heuschnupfen und Triefenasen,
Augen trocken, Tränen fließen,
All das muss dich nicht verdrießen.
Schüßler ordnet, reguliert.
Gut ist 's, wenn man das kapiert.

Nr. 9 Natrium phosphoricum

Wohlstandsernährung macht auf Dauer
Den Menschen ganz erheblich sauer.
Stumpf ist die Haut, der Leib gebläht,
Die Stimmung trüb von früh bis spät,
Und das Gewicht, da hilft kein Zetern,
Entspricht der Größe von drei Metern.

So geht 's nicht weiter, lieber Otto!
Das ist ab heut' das Lebensmotto.
Mit rechtem Maß bei den Genüssen,
Da wird sich manches ändern müssen,
Und wenn das auch nicht einfach geht,
Für die Vernunft ist 's nie zu spät.

Mit Nummer NEUN, so ist das eben,
Kann man den Stoffwechsel beleben,
Viel Pflanzliches, statt Fleisch und Wurst,
Statt Bier auch Wasser für den Durst,
Viel laufen, statt zu Hause sitzen
Und auch mal in der Sauna schwitzen!

All das tat Otto, und er spürte,
Dass sich im Körper ganz viel rührte.
Mit Optimismus und Elan
Fühlt' sich sein Leben leichter an.
Fit und aktiv nimmt er nun gar
Ein Färbemittel für sein Haar.

Nr. 10 Natrium sulfuricum

Mancher Mensch ist zu beneiden,
Denn geht 's drum, was auszuscheiden,
Tut er sich damit nicht schwer,
Und das nützt dem Körper sehr.

Doch mitunter ist 's ein Grauen.
Wenn sich Flüssigkeiten stauen,
Ist der Abtransport gehemmt
Und der Mensch ganz aufgeschwemmt.

Auch der Darm hat viel zu leisten.
Träge ist er bei den meisten.
Daraus kann man leicht erseh'n,
Oft braucht wer die Nummer ZEHN.

Liegt die Ausscheidung danieder,
Lähmt dies Seele, Geist und Glieder,
Darum nimm, das ist nicht dumm,
Natrium sulfuricum.

Nr. 11 Silicea

Fingernägel, Haare, Haut,
Alles spröde aufgebaut,
Nägel splittern, Haarausfall,
Für die ELF ein klarer Fall.

Schwache Venen und Gewebe,
Sei froh, dass ich sie Dir gebe,
Diese Nummer ELF, die gute,
Weil viel Wirkung ich vermute.

Wenn Infekte chronisch quälen,
Muss ich dir erneut erzählen:
Nimm die ELF, und freu' dich drauf,
Der Dauerschnupfen hört gleich auf.

Nr. 12 Calcium sulfuricum

Ein Mensch, geplagt von Eiterherden,
Hoffte, es würd' bald besser werden.
Entzündungen in großer Zahl
War'n für den Ärmsten eine Qual,
Und alle seine Interessen
Galten Furunkeln und Abszessen.

Die Mandeln, Bronchien und die Blase,
Die Kieferhöhlen und die Nase,
Sogar das Auge eiterte,
Was seinen Frust erweiterte.
Rheuma und Schwindel noch dazu,
Nicht tags, nicht nachts kam er zur Ruh.

Er war zerstreut und schlief sehr schlecht.
Da kam Frau Schmidt gerade recht.
Sie schwärmte von dem Seminar,
Wo Schüßler Salz das Thema war.
Sie hörte die Beschwerden an
Und sprach zu diesem armen Mann:

„ Die Nummer ZWÖLF soll man genießen!
Damit kommt Eiter rasch zum Fließen.
Entzündungen werden vermieden,
Gifte und Schlacken ausgeschieden."
Voll Dankbarkeit nahm er Frau Schmidt
Schon bald auf eine Kreuzfahrt mit.

Die Ergänzungsmittel

Ergänzungsmittel wendet man
Wortwörtlich zur Ergänzung an.
Wenn das Funktionsmittel nicht reicht,
Wird durch Ergänzung manches leicht.

Zwar hatte Schüßler einst verfügt,
Dass Mittel EINS bis ZWÖLF genügt,
Doch seine Erben fingen dann
Ganz munter zu ergänzen an.

So kamen nach und nach im Nu
Noch dreizehn Mittel mit dazu.
Das würde Schüßler gut verstehen,
Könnt' er die gute Wirkung sehen.

Nr. 13 Kalium arsenicum

Seit ich Nummer DREIZEHN nehme,
Hab' ich kaum noch Hautprobleme,
Keine Eiterfisteln, Schrunden,
Krampfadern, Ekzeme, Wunden,
Und es juckt mich nicht mehr so.
Dieser Zustand macht mich froh.

Hab' mit Lähmungen und Krämpfen,
Mit Erschöpfung ich zu kämpfen,
Bin ich mager, schlapp und bleich
Und der Stuhlgang wässrig, weich,
Schwäche, Hämorrhoiden, Blässe?
Dann ist DREIZEHN von Interesse.

So vieles hab' ich aufgezählt.
All das hat Willi auch gequält.
Er ist zwar leider ziemlich stur,
Doch jammert er in einer Tour.
Schon oft hab ich sie ihm empfohlen,
Drum sollte er sie endlich holen!

Nr. 14 Kalium bromatum

Die VIERZEHN spart das Schäfchenzählen,
Wenn mich mal Schlafprobleme quälen.
Vor dem Zubettgeh'n lutsch' ich zwei
Und fühle mich entspannt und frei.

Auch Kinder, die gern trotzen, schmollen,
Weil sie partout nicht schlafen wollen,
Geh'n mit der VIERZEHN, das ist nett,
Auf einmal freiwillig ins Bett.

Schleimhaut und Nerven sind entzückt,
Wenn man mit VIERZEHN sie beglückt,
Sogar für Schilddrüse und Haut
Ist 's gut, wenn man darauf vertraut.

Toll ist 's, dass Schüßlers gute Sachen
Uns immer wieder Freude machen.
Sie schaden nie, tun so viel Gutes,
Drum schlucke ich sie frohen Mutes.

Nr. 15 Kalium jodatum

Sehr häufig hört man Menschen klagen
Bezüglich Leber, Galle, Magen,
Auch Herz und Kreislauf, Rückenweh
Und Kniearthrose, Hammerzeh.

Es kann die Schilddrüse allein
Der Grund für manche Störung sein.
Blutdruck, Verdauung zeigen an,
Dass irgendwas nicht stimmen kann.

Entspannung, Schlaf, Haar und Gesicht,
Die FÜNFZEHN hat sehr viel Gewicht.
Verdauung, Hochdruck, Herz und Magen,
Alles im Lot, man kann nicht klagen.

Die Blutzusammensetzung stimmt,
Wenn man die FÜNFZEHN gerne nimmt.
Der ewig Kranke ist, man staune,
Fidel und hat sehr gute Laune.

Nr. 16 Lithium chloratum

Bei Gicht und Rheuma wunderbar
Stellt sich die Nummer SECHZEHN dar.
Der Fips hat 's erst nicht glauben wollen,
Doch neulich war sein Knie geschwollen.

Es tat recht weh, er war erschöpft,
Da hab' ich ihn mir vorgeknöpft.
Belastend war dann außerdem
Ein urologisches Problem.

Das alles war für Fips nicht leicht.
Die SECHZEHN hat ganz viel erreicht.
Fips muss besagte Körperzonen
Nur noch ein ganz klein wenig schonen.

Und gleich folgt jetzt noch die Geschichte
Von Fipsens depressiver Nichte.
Die war gestresst und ausgebrannt,
Jedoch zum Glück mit Fips verwandt.

Fips hat die SECHZEHN ihr gegeben,
Und das veränderte ihr Leben.
Statt chronisch depressivem Kummer
Ist SECHZEHN ihre Supernummer.

Nr. 17 Manganum sulfuricum

Stark war Hermines Regelblutung.
Daraus ergab sich die Vermutung,
Dass ihre Blässe und die Schwäche
Auf Nummer DREI sehr gut anspreche.

Doch weit gefehlt, DREI reichte nicht,
Ganz bleich und blass blieb ihr Gesicht,
Und Rheumaschmerzen, ziemlich schwer,
Die wanderten so hin und her.

Neulich sprach ihre Nachbarin:
„Im Schüßler-Buch, da steht was drin.
Man nehme SIEBZEHN mit der DREI,
Dann wär' man bald beschwerdefrei.

Hermine machte den Versuch
Und nahm, wie 's drin stand in dem Buch,
Täglich im Wechsel alle beide,
Damit sie nicht mehr weiter leide.

Ja, dieser Tipp war optimal,
Und treffend war die Mittelwahl.
Man sieht Hermines Augen glänzen,
Weil sich die Mittel so ergänzen.

Nr. 18 Calcium sulfuratum

So dünn, wie eine Bohnenstange,
Ist die Antonia schon lange.
Sie ist erschöpft, blass im Gesicht,
Trotz Heißhunger fehlt 's an Gewicht.

Der Doktor meint, sie wär' gesund,
Jedoch es schwindet Pfund um Pfund.
Erst gab er Schüßlers Nummer ZWEI.
Es ging ihr gar nicht schlecht dabei.

Nach ein paar Wochen sah sie ein,
Noch zusätzlich müsst' etwas sein.
Dann hat der Doktor ihr empfohlen:
„Zur ZWEI die Nummer ACHTZEHN holen!"

„Täglich im Wechsel beide Mittel!"
So sprach der Herr im weißen Kittel.
Bald hatt' sie Idealgewicht,
Und rosig rund ward ihr Gesicht.

Nr. 19 Cuprum arsenicosum

Mit Wadenkrämpfen, schrecklich, fies,
Quälte sich 'rum die Annelies.
Durch gar nichts ward der Schmerz vertrieben,
Nicht mal mit Schüßlers Nummer SIEBEN.
Jedoch in ihrem Freundeskreis
Gibt 's wen, der viel von Schüßler weiß.

Er hat zwar keinen Doktortitel,
Doch weiß er, dass Ergänzungsmittel
Ergänzend kommen dann zum Tragen,
Wenn die Funktionsmittel versagen.
So war 's in diesem Fall sehr klar,
Dass Nummer NEUNZEHN richtig war.

Die Annelies hat das genossen,
Und daher nahm sie ganz entschlossen
Die NEUNZEHN auch bei Neuralgie,
Bei Ischiasschmerz von Po bis Knie,
Bei Gallenkolik, Magendrücken,
Bei Muskelkrampf am ganzen Rücken.

Die NEUNZEHN, kombiniert mit SIEBEN,
Hat selbst den Blasenkrampf vertrieben,
Den Spannungskopfschmerz heil gemacht.
Das hätte kaum jemand gedacht.
In Zukunft hört sie nun sehr gern
Den klugen Rat von diesem Herrn.

Nr. 20 Kalium-Aluminium sulfuricum

Geht es der Paula nervlich schlecht,
Kommt Nummer ZWANZIG grade recht.
Erschöpfung und verkrampfter Magen,
Der Darm kann vieles nicht vertragen,
Die Blähungen kneifen und stechen,
Vom Schwindel will ich gar nicht sprechen.

Der Nachtschweiß ist ganz unerträglich.
Der Hand- und Fußschweiß plagt sie täglich.
Auch bei der Trockenheit im Mund
Ist Nummer ZWANZIG sehr gesund.
Selbst von der Blase, der nervösen,
Soll Nummer ZWANZIG sie erlösen.

Am schlimmsten war noch das Erröten.
Dafür war Hilfe sehr vonnöten,
Doch als sie die Bekanntschaft machte,
Mit Erwin, der so herzhaft lachte,
Da schwand gleich die Nervosität.
Für spätes Glück ist 's nie zu spät.

Nr. 21 Zincum chloratum

Die EINUNDZWANZIG wend' ich an,
Bin ich mal nervlich ganz schlecht dran.
Bin ich sehr unsicher, verzagt?
Erschreck' ich, wenn man mich was fragt?
Zucken die Beine in der Nacht?
Bin ich ganz angstvoll aufgewacht?
Leide ich auch an Muskelkrämpfen?
Hab mit dem Denken ich zu kämpfen?
Nervöser Juckreiz, welche Plage,
Quält mich bei Nacht und auch am Tage.

Das alles macht mir gar nichts aus,
Hab' EINUNDZWANZIG ich im Haus.
Zwar kann es immer wieder sein,
Bei Stress stürzt alles auf mich ein,
Doch gibt 's Probleme und Verdruss,
Dann weiß ich, was ich nehmen muss.
Die EINUNDZWANZIG ist ein Segen
Für alle, die sich leicht erregen.
Denn wichtig ist 's für jedermann,
Dass man sich selbst schnell helfen kann.

Nr. 22 Calcium carbonicum

Die Nummer ZWEIUNDZWANZIG kann
Bei Schüßler und bei Hahnemann
Chronisch lymphatischen Beschwerden
In hohem Maße nützlich werden.

Die Atemwege sind nie frei.
Entzündungen sind auch dabei.
Augen und Ohren geht 's dergleichen.
Lymphdrüsenschwellung will nicht weichen.

Gealtert wirkt das Angesicht.
Gut geht 's dem armen Menschen nicht.
Würd' man ihm ZWEIUNDZWANZIG geben,
Dann könnte er viel besser leben.

Nie mehr verschnupft, erschöpft und matt!
Fit ist, wer ZWEIUNDZWANZIG hat.
Das Leben kann so herrlich sein,
Drum nehmt die ZWEIUNDZWANZIG ein!

Nr. 23 Natrium bicarbonicum

Den Organismus packt das Grauen,
Muss zu viel Eiweiß er verdauen,
Denn Fleisch und Wurst machen auf die Dauer
Den armen Körper ziemlich sauer.
Auch reichlich Zucker ist nicht nett
Und schon gleich gar nicht zu viel Fett.

Es leidet die Bauchspeicheldrüse.
Sie kriegt statt Vollkorn und Gemüse,
Nur Currywurst und fette Torte,
Da fehlen ihr total die Worte,
Denn klagen kann sie leider nicht,
Jedoch der Mensch merkt 's am Gewicht.

Der Magen brennt, träge der Darm,
Der Stoffwechsel, der schlägt Alarm,
Entzündungen, Gelenke gichtig,
Da ist die DREIUNDZWANZIG richtig,
Ergänzend auch bei Diabetes.
Schlagt nach bei Schüßler, denn da steht es!

Nr. 24 Arsenum jodatum

Hast du Asthma, Allergien?
Musst von Blumenwiesen fliehen?
Schwächelt oft das Lymphsystem?
Sind Eitermandeln ein Problem?

Nässendes Ekzem und Pickel?
Nein, da hilft kein Wadenwickel!
Die VIERUNDZWANZIG, das ist fein,
Die könnte da die Lösung sein.

Fließt die Lymphe mit viel Schwung,
Spürt man bald die Besserung.
Und die Eva ruft entsetzt:
„Warum erfahr' ich das erst jetzt?"

Die Funktionsmittel für Tiere

So mancher Mensch besitzt ein Tier,
Für den Beruf und zum Plaisir,
Als Helfer, Retter und Begleiter,
Als Freund zum Schmusen und so weiter.

Doch Mensch und Tier sind gleichermaßen
Mal krank, weil sie Verkehrtes aßen,
Sind überfordert und gestresst,
Weil keiner ihnen Ruhe lässt.

Sie haben Husten, Schnupfen, Fieber,
Und manchen Tieren wär' es lieber,
Sie müssten nicht zum Tierarzt hin,
Denn dort gibt 's meist Penicillin.

Drum wünschen und drum fordern wir
Natürlichkeit für Mensch und Tier.
Und Minka, Bello, Pieps und Franz
Vertrau'n auf Schüßler voll und ganz.

Nr. 1 Calcium fluoratum (Tier)

Wenn ein Pferd nicht springen kann,
Sind Ross und Reiter sehr schlecht dran.
Die Sehnen schwach, Muskeln verhärtet,
Das wird als ziemlich schlimm bewertet.

Dramatisch war 's im Herbst mit Ute.
Sie galt am Hof als beste Stute.
Doch irgendwann hat 's angefangen,
Sie ist nur noch ganz lahm gegangen.

Ihrer Besitzerin, der Ruth,
Ging es gerade auch nicht gut.
Gemeinsam ward die EINS geschluckt,
Und jeder hat erstaunt geguckt.

Mit Nummer EINS, das war phantastisch,
Da wurden beide ganz elastisch,
Muskeln und Sehnen fest gestrafft,
Das hat die EINS sehr gut geschafft.

Nr. 2 Calcium phosphoricum (Tier)

Der Bernhardiner Salomon,
Der hatte einen kleinen Sohn,
Mit großen Augen, Wuschelfell,
War er sehr süß und wuchs sehr schnell.

Jedoch sein Wimmern ging zu Herzen,
Er hatte manchmal Wachstumsschmerzen,
Was typisch ist für große Rassen,
Und die sich schwer behandeln lassen.

Weil dieser Kleine gar so klagt',
Ward bald ein Therapeut befragt,
Der Schüßler Salze sehr gut kannte
Und gleich die Nummer ZWEI benannte.

Der Wuschel ward damit behandelt.
Ganz bald hat sich der Schmerz gewandelt.
Zähne und Knochen war'n voll Kraft.
Das hat die Nummer ZWEI geschafft.

Erschöpfung, kalte Pfoten, Frieren,
Kann man auch mit der ZWEI kurieren.
Für Herrn und Hund, für Mensch und Tier
Ist Schüßler gut, ich schwör' es dir.

Nr. 3 Ferrum phosphoricum (Tier)

Ein kleiner Hase namens Mümmel,
Der war ein ziemlich frecher Lümmel.
Wenn man ihm nicht gleich Futter gab,
Dann fraß er alle Blumen ab.

Doch heute will er gar nichts fressen.
Sollt' man vielleicht mal Fieber messen?
Ach, siehe da, der kleine Wicht
Ist krank, und darum schmeckt 's ihm nicht.

Die kleine Isa sorgt sich sehr.
Sie holt ihr Schüßler Salz gleich her,
Denn Nummer DREI hilft ihr ganz prompt,
Wenn Fieber und Erkältung kommt.

Der Mümmel nimmt 's und Isa merkt,
Dass DREI die Abwehr bestens stärkt.
Das Fieber sinkt, der Mümmel frisst.
Schön, dass die DREI so wirksam ist!

Nr. 4 Kalium chloratum (Tier)

Sehr elegant, mit dunklem Fell,
So war das Reitpferd Annabell.
Kein Hindernis war ihr zu schwer,
Und man bewunderte sie sehr.

Schwitzen beim Training, schnell ins Haus,
Erst dachte man, es macht nichts aus,
Doch nach drei Tagen wurde klar,
Wie heftig die Bronchitis war.

Erschwerte Atmung, ganz viel Schleim,
Die Annabell bleibt heut' daheim.
Der nette Tierarzt Doktor Frei
Sprach von Entzündungsstufe zwei.

Penicillin sei nicht verkehrt,
Doch hätt' sich Schüßlers VIER bewährt.
Man sollt 's versuchen, denn damit
Würde das Pferd gewiss bald fit.

Er hatte recht, denn mit der VIER
Erholte sich das edle Tier,
Und beim Turnier war Annabell
Wie immer elegant und schnell.

Nr. 5 Kalium phosphoricum (Tier)

Meine Tante, die Auguste,
Hatte, was ein jeder wusste,
Ihren Liebling nur im Sinn.
Das war der Pudel Valentin.

Und eines Tag's, es war ein Graus,
Da musste sie ins Krankenhaus.
Der Valentin fand das gemein.
Er musste Gast im Tierheim sein.

Das kleine Hundeherz war schwer.
Er trauerte und fraß nicht mehr.
Er zitterte und wimmerte,
Was alles nur verschlimmerte.

Im Zustand allerhöchster Not,
Kam jemand, der ihm Hilfe bot.
Die liebe Pflegerin, Frau Schmidt,
Bracht' Schüßlers Nummer FÜNF ihm mit.

Entspannt und ruhig ward Valentin
Mit dieser Supermedizin.
Als Tantchens Blinddarm draußen war,
Ging 's allen wieder wunderbar.

Nr. 6 Kalium sulfuricum (Tier)

Der Hansi, der kann nicht mehr singen,
Drum muss man ihn zum Tierarzt bringen.
Er rasselt, röchelt, atmet schwer,
Denn die Bronchitis plagt ihn sehr.

Eitriger Schleim, kein Appetit,
Das nimmt den Hansi ganz schön mit.
Entzündung in den Atemwegen,
Da muss man sich was überlegen.

Doch nicht gleich wieder mit Chemie,
Für Hansi, das sensible Vieh!
Auch für Entzündungsstufe drei
Ist doch bei Schüßler was dabei!

Die SECHS in Tee schön aufgelöst
Hat man dem Hansi eingeflößt.
Viel Schleim kam dann recht bald heraus,
Und Hansi schaute frischer aus.

Ein jeder, der den Hansi kennt,
Der schätzt sein frohes Temperament.
Viel Hunger, schöne Piepskonzerte,
Das sind für Hansi echte Werte.

Nr. 7 Magnesium phosphoricum (Tier)

Der Niko war ein braver Gaul.
So mancher meinte, er wär' faul.
Vielleicht sollt' man 's gemütlich nennen,
Er wollte halt nicht so viel rennen.

Sensibel war der Niko auch.
Es blähte sich sehr oft sein Bauch.
Der Schluckauf war ihm eine Plage
Und quälte ihn fast alle Tage.

Doch wenn er in den Hänger musste,
Das war sehr schlimm, was jeder wusste.
Dann war er außer Rand und Band
Und wär' am liebsten weggerannt.

„Mit Schüßlers SIEBEN," sprach der Bauer,
„Könnte es sein, dass auf die Dauer
Nikos Verkrampfungen vergehen.
Die Besserung müsst' man bald sehen."

Der Niko ist mit Nummer SIEBEN
In Zukunft ganz entspannt geblieben,
Locker in Muskeln, Kopf und Bauch,
Beim Hufschmied und im Hänger auch.

Nr. 8 Natrium chloratum (Tier)

Ein Papagei mit Namen Claire
Liebte im Garten die Vogliere.
Um sie herum war Blütenpracht,
Doch die hat sie ganz krank gemacht.
Zwar liebte sie den Blütenduft,
Doch war'n viel Pollen in der Luft,
Und grade eben wegen diesen
Musste die Claire ganz viel niesen.
Auch Naselaufen, Tränenfluss
Machten mit der Idylle Schluss.

Und was noch zu erwähnen wäre,
Auch die Familie von der Claire,
Die schnupfte, tränte, litt und nieste,
Was ihre Stimmung sehr vermieste.
Jedoch hat Schüßlers Nummer ACHT
Die Oma neulich mitgebracht.
Ganz resolut hat sie bestimmt,
Dass jeder dieses Mittel nimmt.
Bei Claire, Kindern, Vater, Mutter
War kurzerhand alles in Butter.

Nr. 9 Natrium phosphoricum (Tier)

Ein lieber Hund, ein Langhaarcollie,
Der hörte auf den Namen Molly.
Die Molly wollte immer fressen.
Auf Kuchen war sie ganz versessen.
Ihr Frauchen aß genauso gierig,
Drum war die Sache ziemlich schwierig.

Saures Erbrechen war nicht nett,
Und beide rülpsten im Duett.
Der Durchfall stresste auch die beiden,
Ihr Pupsen mochte keiner leiden,
Und schlapp und lustlos war'n sie auch,
Die beiden mit dem dicken Bauch.

Ein Therapeut ward angeheuert.
Der stellte fest: „Stark übersäuert,
Sowohl die Frau als auch der Hund.
Das ist erheblich ungesund.
Die großen Mengen an Genüssen
Wird man wohl reduzieren müssen."

Schließlich hat dann der Therapeut
Die beiden liebevoll betreut.
Mit Schüßlers NEUN schwand manches Pfund
Beim Frauchen und auch bei dem Hund.
Zum Joggen geh'n nun alle drei
Und fühlen sich sauwohl dabei.

Nr. 10 Natrium sulfuricum (Tier)

Ein dicker Kater namens Franz,
Der hatte einen langen Schwanz.
Sein Fell war grau, wie eine Maus,
Er war bei der Marie zu Haus.

Er lebte eigentlich recht froh,
Doch musste er auf 's Katzenklo,
Dann ging das nur mit ganz viel Pressen.
Tags drauf war 's viel zu weich stattdessen.

Sein Frauchen, ebenfalls schön rund,
Die war im Bauch auch nicht gesund,
Und sie nahm Schüßlers Nummer ZEHN,
Damit sollt' es ihr besser geh'n.

Als sie mal nach dem Kater schaute
Und sah, dass er so schlecht verdaute,
Gab sie auch ihm die ZEHN und spürte,
Dass dies zu bester Wirkung führte.

Franz und Marie, die beiden lieben,
Die sind der ZEHN sehr treu geblieben.
Sie sollten sich zwar mehr bewegen,
Doch ist die ZEHN für sie ein Segen.

Nr. 11 Silicea (Tier)

Der Hasso litt an Haarausfall.
Es juckte ihn auch überall.
Chronischer Schnupfen, spröde Krallen,
Das hat dem Hasso nicht gefallen.
Und irgendwann war 's ihm zu dumm,
Er lag nur noch ganz lustlos 'rum.
Erst hat man 's nicht so ernst genommen,
Doch schließlich ist man drauf gekommen,
Der Hund braucht Hilfe und zwar bald,
Sonst streikt er bei der Jagd im Wald.
„Da muss man nicht lang' überlegen.
Die ELF von Schüßler wär' ein Segen,"
So sprach der alte Forstrat Kraus,
Denn der kennt sich mit Hunden aus.
Gesagt, getan, der Hasso war
Schon bald bei jeder Jagd der Star,
Mit schönem Fell und festen Krallen.
Das hat dem Hasso sehr gefallen.
Und eine kleine Hundedame,
Ich glaube, Lilli war ihr Name,
Die wollte erst von ihm nicht wissen,
Hat ihn dann zart ins Ohr gebissen.
Der Hasso war von ihr entzückt
Und ist ganz nah zu ihr gerückt.

Nr. 12 Calcium sulfuricum (Tier)

Ein braunes Rind war die Adele,
Der ganze Stolz vom Bauer Jehle.
Sie gab viel Milch und fraß viel Gras.
Das war ihr Job und machte Spaß.
Im letzten Herbst kam ein Abszess
Am rechten Bein, das war ein Stress!
Ganz eitrig ward der Herd im Nu.
Die Beule wuchs, der Schmerz nahm zu.

Für Jehle war 's ein großer Kummer,
Denn wählte er die Tierarztnummer,
Dann tät' der gleich im Auto sitzen
Und der Adele etwas spritzen.
Mit Milchverkauf wär' dann gleich Schluss,
Weil man die Milch vernichten muss.
Und deshalb ging der Bauer Jehle
Zuerst mal zu der alten Nele.

Die wird von jedermann geschätzt,
Weil sie den Doktor oft ersetzt.
„Die ZWÖLF wird die Adele retten,"
Sprach sie, „drauf kann ich wetten."
Der Herd ging auf, es floss der Eiter,
Bauer und Kuh war'n wieder heiter,
Und köstlich schmeckte dann der Nele
Die Schinkenwurst vom Bauer Jehle.

Die Ergänzungsmittel für Tiere

Ergänzungsmittel wendet man
Auch für die Tiere gerne an.
Ganz herrlich ist 's, wenn ihr dann seht,
Wie es dem Liebling besser geht.
Denn Schüßler ist, o glaubt es mir,
Ein wahrer Freund für Mensch und Tier.

Nr. 13 Kalium arsenicum (Tier)

Meerschwein Fritzchen war noch klein,
Doch der Juckreiz so gemein.
Das Ekzem am linken Ohr
Kam uns lang schon seltsam vor.

Nicht durch Salben, nicht durch Schmieren
War die Haut zu reparieren,
Doch das Fritzchen kratzte immer,
Und das machte alles schlimmer.

Von der Nachbarin der Gatte,
Der vor Jahren sowas hatte,
Hat die DREIZEHN nur genommen
Und den Juckreiz weg bekommen.

Um das Fritzchen zu kurieren,
Wollten wir das auch probieren,
Kauften bald die DREIZEHN ein
Und mischten sie ins Futter rein.

Ach, wir freuten uns so sehr.
Fritzchen kratzte sich nicht mehr,
Und es schaute glücklich raus
Aus seinem kleinen Meerschweinhaus.

Nr. 14 Kalium bromatum (Tier)

Eine kleine Katzendame,
Mimi war ihr werter Name,
Die war ein sehr liebes Schätzchen
Und ein wahres Schmusekätzchen,
Doch die kleine Dame war
Völlig unberechenbar.

Kaum war sie ins Haus geschlüpft,
Ist sie wieder rausgehüpft,
Lief zum Apfelbaum ein Stück
Und kam postwendend zurück.
Raus und rein und rein und raus,
Ach, das hält ja keiner aus!

Kompliziert war 's auch beim Fressen.
Mal war sie ganz drauf versessen,
Tags drauf rührt' sie es nicht an,
Was man nicht begreifen kann.
Doch Nervenschwäche kennen wir
Ganz allgemein bei Mensch und Tier.

Wohl dem, der dann die VIERZEHN nimmt!
Da weiß man, dass die Richtung stimmt.
Weil Mimis Frauchen sie selbst nahm,
Lag 's nah', dass Mimi sie bekam.
So ausgeglichen und entspannt
Hat man sie vorher nie gekannt.

Nr. 15 Kalium jodatum (Tier)

Ross und Reiter sind gestresst,
Wenn man sie auf die Rennbahn lässt.
Wie bei den Menschen, so bei Tieren,
Gilt es, den Stress zu kompensieren,
Was oftmals nicht so leicht gelingt
Und viel Beschwerden mit sich bringt.

Empfindsam ist nicht nur der Reiter,
Denn Stress als ständiger Begleiter
Ist für ein Tier kaum zu ertragen
Und schlägt sich ganz oft auf den Magen.
Nicht nur zu Schmerz, selbst zu Geschwüren
Kann Rennbahnstress bei Pferden führen.

Ganz abgemagert, kein Elan,
Stute Viola sah man 's an,
Dass sie ganz einfach offenbar
Gestresst und überlastet war.
Alarm gab 's, als sie nicht mehr fraß.
Sie lag nur noch ganz schlapp im Gras.

Mit Nummer FÜNFZEHN, welch ein Glück,
Kam bald das Gleichgewicht zurück.
Ganz dankbar schaut die zarte Braune.
Jetzt hat sie wieder gute Laune.
Beim Rennen läuft sie wie ein Ass,
Denn schnell sein macht ihr ja viel Spaß.

Nr. 16 Lithium chloratum (Tier)

Die Dogge Dora, ich sag 's ehrlich,
Wirkte auf Menschen höchst gefährlich,
Das war sie aber wirklich nicht.
Sie hatte Rheuma und auch Gicht,
Mochte viel Ruhe, lief nicht gern,
Und ähnlich ging 's auch ihrem Herrn.
Doch Rat und Hilfe kommen oft
Ganz plötzlich und ganz unverhofft.

Beim Plaudern mit zwei alten Damen,
Die selbst gern Schüßler Salze nahmen,
Ging 's auch um Schulter, Hüfte, Rücken,
Um Schmerz beim Gehen und beim Bücken
Und dass die Nummer SECHZEHN gar
Das reinste Wundermittel war.
Und Doras Herrchen ließ sich sagen,
Das wär' ganz harmlos für den Magen,
Im Gegensatz zu andern Pillen,
Die sonst bei Gicht die Schmerzen stillen.
Das war der Tipp für Herrn und Hund.
Die beiden wurden rasch gesund.
Der sanfte Hund mit seinem Herrn,
Ja, die marschieren wieder gern.
Sehr nett war 's, als die alten Damen
Neulich zum Kaffeetrinken kamen.

Nr. 17 **Manganum sulfuricum** (Tier)

Mäxchen, das Pony lief geschwind.
Es war der reinste Wirbelwind,
Wenn es die kleine Kutsche zog
Und schnaubend um die Ecke bog.

Im Winter war noch alles gut,
Doch irgendwann fehlte der Mut.
Das Mäxchen wollt' nicht mehr traben
Und nur noch seine Ruhe haben.

Blutarm war es und ausgepowert,
Doch es hat gar nicht lang' gedauert,
Wir gaben täglich ihm im Mai
SIEBZEHN im Wechsel mit der DREI.

Die Wirksamkeit war ganz perfekt.
Mäxchen ward frisch und aufgeweckt.
Es war vital, glänzend sein Fell
Und sauste wie der Wind so schnell.

Nr. 18 Calcium sulfuratum (Tier)

Der Anton war ein Dobermann,
So groß, dass man sich fürchten kann.
Doch völlig harmlos war der Hund,
Nur war er leider nicht gesund.
Total erschöpft lag er im Gras,
Obwohl er viel und hastig fraß.

Sein Frauchen sorgte sich extrem.
Ganz rätselhaft war das Problem.
Denn diese große Mattigkeit,
Plagte ihn seit geraumer Zeit.
Ratlosigkeit auf breiter Front,
Weil keiner sich 's erklären konnt'.

Nie resignieren, nie verzagen,
Das war ihr Spruch seit Jugendtagen,
Und nach viel Suchen und viel Lesen,
Ist es ein Wunder fast gewesen.
Sie fand für Antons Ungemach,
Was den Symptomen voll entsprach.

Die ACHTZEHN sei, so stand 's im Buch,
Fast immer gut für 'nen Versuch,
Wenn 's einem so wie Anton gehe,
Obwohl man 's nicht so recht verstehe.
Der Anton ward recht bald gesund,
Und blieb der Riesenschmusehund.

Nr. 19 Cuprum arsenicosum (Tier)

Der Kater Klausi war ein Schatz,
Nahm mittags unter der Eckbank Platz.
So mancher feine Leckerbissen
Ward ihm durch sein Maunzen hingeschmissen.
Am Abend ging er ganz unverzagt
Noch täglich auf die Mäusejagd
Und verschlang in seiner großen Gier
So manches zappelnde Mäusetier.

Bei Tieren und Menschen ist 's gleichermaßen.
All die, die zu viel und zu hastig aßen,
Die haben mit Schmerzen und mit Krämpfen
In Bauch und Magen oft zu kämpfen.
So hoffte auch Klausi, dass der Magenkrampf weicht.
Man gab ihm die SIEBEN, doch die hat nicht gereicht.
Gar schwer ist mit Bauchweh das Katzenleben.
Kann ihm denn niemand was Besseres geben?

Da kam neulich Nachbars Tine vorbei.
Sie sagte, dass es bei ihr ähnlich sei.
Mit Krämpfen im Magen und den Därmen,
Sie könne von Schüßlers NEUNZEHN nur schwärmen.
Dann gab man dem Klausi die NEUNZEHN ein.
Das sollte die große Wendung sein.
Und irgendwann hat er dann auch kapiert,
Dass es nix ist, wenn man beim Essen so giert.

Nr. 20 Kalium-Aluminium sulfuricum (Tier)

Blähung, Verstopfung, harter Bauch
Und Schwindel hatt' er manchmal auch.
Der Hamster Felix fiel darum
Sogar im Laufrad einmal um.

Er wirkte träge und bedrückt,
Doch ziemlich bald ist es geglückt,
Den kleinen Bauch zu aktivieren
Und zwar durch zärtliches Massieren.

Mit ein paar Tropfen Tee sodann,
Rührten wir ihm die ZWANZIG an.
Das hat ihm offenbar geschmeckt,
Und er hat sich den Bart geleckt.

Als er sein Mittagschläfchen machte
Und nach zwei Stunden erst erwachte,
Da konnte man es deutlich sehen,
Im kleinen Darm war viel geschehen.

Froh stieg er in sein Hamsterrad,
Das er so lang gemieden hat
Und rannt fröhlich viele Runden.
Der Krampf im Bauch war überwunden.

Nr. 21 Zincum chloratum (Tier)

Angorahase Heribert,
Der war als Schmusetier begehrt,
Doch dann bekam er Haarausfall.
Die Haare lagen überall.

Anstatt den Kleinen abzubusseln,
Floh jeder nur vor diesen Fusseln.
Voll Sehnsucht schaute er zur Tür.
Er konnt' doch wirklich nichts dafür.

Ganz ängstlich zittern sieht man ihn.
Der Hase, der braucht Medizin!
Warum macht keiner den Versuch
Und schaut mal nach im Schüßler-Buch?

Für Heribert, den ängstlich zarten,
Muss man zur EINUNDZWANZIG raten.
Für Haut und Haar und Seelenleben
Kann man damit viel Gutes geben.

Bald ging es besser, und das war
Für Heribert ganz wunderbar.
Sein kleines Herz war nicht mehr schwer,
Denn keiner kuschelt so wie er.

Nr. 22 Calcium carbonicum (Tier)

Dem Bello lief die Nase schon lange.
Die eitrigen Tränen verklebten die Wange,
Die Ohren verkrustet, sie juckten abscheulich,
Der Anblick des Hundes war gar nicht erfreulich.

„Nur kein Penicillin!" hat die Susi bestimmt,
Denn sie weiß, dass der Bello das eh nicht nimmt.
Er kriegt Durchfall davon und Druck im Magen,
Denn der Bello kann nur was Sanftes vertragen.

Mit Schüßler ward Bello schon ganz oft gesund.
Er war so ein süßer Mischlingshund.
Erst sollte die ELF ihm Besserung bringen,
Doch sie konnt' erst mit ZWEIUNDZWANZIG gelingen.

Als dann der Bello genesen war,
Das freute die Susi, das ist ganz klar,
Und der Bello hat sie perfekt bewacht,
Wich ihr nicht von der Seite bei Tag und Nacht.

Nr. 23 Natrium bicarbonicum (Tier)

Der Dackel Franz, ein Nimmersatt,
War einer, der stets Hunger hat.
Ja, er genoss sein Hundeleben,
Ständig sollt' man ihm etwas geben,
Vielleicht ein Würstchen, ein Stück Kuchen,
Der Franz wollt' alles gern versuchen,
Und weil er so treu schauen kann,
Ist er beliebt bei jedermann.

Sein Hängebauch war schon ganz schwer.
Probleme gab es mehr und mehr.
Gelenkschmerz, Blähungen, Ekzem,
Saures Erbrechen außerdem.
Es ging dem Hund so, wie dem Herrn,
Denn beide aßen viel zu gern.
Man hofft, es ist noch nicht zu spät.
Ab heute machen wir Diät.

Die DREIUNDZWANZIG schluckt er brav.
Der Blähbauch kneift nicht mehr im Schlaf,
Und seit er keinen Kuchen kriegt,
Ist das Erbrechen auch besiegt.
Mageres Fleisch mag er gern fressen.
Da ist Salami bald vergessen.
So lebte unser kleiner Fresser
Nach kurzer Zeit erheblich besser.

Nr. 24 Arsenum jodatum (Tier)

Die Betty, unser Schäferhund,
War jahrelang frisch und gesund.
Doch irgendwann hat 's angefangen,
Da ist 's ihr nur noch schlecht gegangen.

Vom Darmkatarrh arg mitgenommen,
Hat sie dann ein Ekzem bekommen,
Lymphdrüsenschwellung schwächte sie,
Auch Asthma hatt' sie früher nie.

Der armen Betty geht es schlecht,
Doch auch der Tierarzt weiß nicht recht,
Wie soll der Hund behandelt werden?
Ziemlich komplex sind die Beschwerden.

Der Züchter Huber ist seit Jahren
Mit Schäferhunden sehr erfahren.
Mit Kennerblick konnt' er schnell sagen:
„Die Lymphe ist 's und nicht der Magen.

Mit VIERUNDZWANZIG müsst 's gelingen,
Das Lymphsystem auf Trab zu bringen."
Für Betty war 's bald nicht mehr schwer,
Doch kommt er Briefträger nicht mehr.

Die biochemischen Salben

Mein lieber Freund, denke daran,
Als größtes menschliches Organ
Hat unsre Haut sehr viel zu leisten,
Doch kaum bewusst ist das den meisten.

Zweimal ein Meter im Quadrat,
Das ist die Fläche, die sie hat.
Sie wärmt, sie kühlt und scheidet aus.
Über den Schweiß kommt viel heraus.

Doch kann sie auch seit allen Zeiten
Arzneistoffe nach innen leiten,
Und durch Berühren, leichtes Reiben,
Lässt sich manch' Ungemach vertreiben.

Dankbar für das, was Schüßler lehrte,
Schätzt man der Mittel große Werte.
Gut ist 's, die Salben zu benützen,
Weil sie uns helfen, heilen, schützen.

Nr. 1 Calcium fluoratum Salbe

Hartes Gewebe zu erweichen,
Kann man mit Salbe EINS erreichen.
Ist das Gewebe sehr erschlafft,
Wird Festigung damit geschafft.

Schrunden an Fersen, Fingerkuppen,
Sehr trock'ne Haut mit vielen Schuppen,
Krampfadern oder off'nes Bein,
Die Salbe EINS wird hilfreich sein.

Selbst wenn dich Hämorrhoiden quälen,
Auch dann will ich dir gern erzählen:
Du sollst die Salbe EINS verwenden
Und wirst bald das Problem beenden!

Ist mal der Nacken sehr verspannt,
Sei Salbe EINS erst recht genannt,
Und Eiterfisteln, Handekzeme,
Machen dir niemals mehr Probleme.

Erfreulich ist 's auch anzusehen,
Wie Narbenwülste schnell vergehen.
Die Salbe EINS braucht jedermann.
Ich schenk' sie dir, wend' sie bald an!

Nr. 2 Calcium phosphoricum Salbe

Die Salbe Nummer ZWEI muss her,
Heilt mal ein Knochenbruch sehr schwer.
Auch Wachstumsschmerzen bei den Kindern
Kann man mit Salbe ZWEI verhindern.

Schleimbeutelreizung, Knieerguss,
Selbst damit macht die Salbe Schluss.
Lymphdrüsenschwellung, schiefer Hals,
Die Salbe ZWEI heilt ebenfalls.

Hat man mal einen Schmerz im Rücken,
Kann sich nicht rühren und nicht bücken,
Auch dann ist Salbe ZWEI goldrichtig,
Denn Wohlbefinden ist sehr wichtig.

Nr. 3 Ferrum phosphoricum Salbe

Hat man die Salbe Nummer DREI
Für jeden Notfall mit dabei,
Für Knochenbrüche und Verletzung,
Quetschung, Verstauchung und Verätzung,
Beim Stich von Mücken, Wespen, Bienen,
Wird Salbe DREI der Heilung dienen.

Für Juckreiz, Nesselsucht, Ekzem,
Da wirkt sie schnell, ohne Problem,
Und sind die Füße eisgekühlt,
Ist 's schön wenn man die Wärme fühlt,
Denn mit der Salbe DREI massiert
Ist so ein Eisfuß schnell kuriert.

Für jeden Notfall, kann man sagen,
Wird diese Salbe gut vertragen.
Sie reguliert, sie heilt und lindert,
Hat manche Träne schon verhindert.
Die Salbe DREI immer spitze
Bei Rötung, Schwellung, Schmerz und Hitze.

Nr. 4 Kalium chloratum Salbe

Fragtest du mich nach Salbe VIER,
Dann sagte ich spontan zu dir,
Dass meine Warze an der Hand
Mit dieser Salbe gleich verschwand.
Als mich ein Hühnerauge drückte,
War es gleich weg, was mich entzückte.

Kaum war der Herpes ausgebrochen,
Da hat er sich auch schon verkrochen.
Wenn mich die Nebenhöhlen plagen,
Kann ich mit Überzeugung sagen:
„Auf Stirn und Nase reib' sie ein!
Das wird recht bald erfolgreich sein."

Selbst eine Schleimbeutelentzündung
Heilte ganz schnell, mit der Begründung:
Die VIER bewirkt der Lymphe Fluss,
Wenn irgendwo was heilen muss.
Hört, kauft die Salbe Nummer VIER!
Sie wirkt perfekt, nicht nur bei mir.

Nr. 5 Kalium phosphoricum

Mit Salbe Nummer FÜNF, wie fein,
Cremt man die Nervenschmerzen ein.
Bei Ischias und Beingeschwüren
Kann sie ganz schnell zur Heilung führen.

Auch Nesselsucht und Haarausfall,
Die Salbe FÜNF hilft überall.
Auf Wunden, die sehr langsam heilen,
Muss man sie täglich sanft verteilen.

Sogar nervöse Herzbeschwerden
Sollen mit ihr viel besser werden.
Die Salbe FÜNF braucht jedermann,
Weil sie viel reparieren kann.

Nr. 6 Kalium sulfuricum Salbe

Die Salbe SECHS nahm Ottokar,
Als seine Leber schmerzhaft war.
Er sollte sie nämlich probieren,
Rechts auf den Oberbauch zu schmieren.

Als mal die Haut zu Schuppen neigte
Und auch noch starken Juckreiz zeigte,
Sogar bei Hautausschlag war klar,
Dass Salbe SECHS höchst hilfreich war.

Bald schmerzten dann noch seine Glieder.
Da gab man ihm die Salbe wieder.
Der Ottokar, der war ganz platt,
Weil Salbe SECHS geholfen hat.

In einem Mittel so viel Power,
Das imponiert ihm auf die Dauer,
Und deshalb findet Ottokar
Die Salbe SECHS ganz wunderbar.

Nr. 7 Magnesium phosphoricum Salbe

Krampflösungssalbe Nummer SIEBEN
Hab' ich mir auf den Bauch gerieben,
Denn der war furchtbar aufgebläht
Und tat mit weh von früh bis spät.
Auch kleine Babybäuche lieben
Massagen mit der Salbe SIEBEN.

Nachts schmerzte mich sehr oft mein Arm.
Zwar war 's im Bett gemütlich warm,
Doch dieser Arm hat in der Nacht
Mich um manch' Stündchen Schlaf gebracht.
Ich sag' euch nur, mit Salbe SIEBEN
Hab' ich ihn kräftig eingerieben.

Ein wenig schwach war die Durchblutung.
Verkrampfungen war auch 'ne Vermutung,
Doch schmiert' man Salbe SIEBEN drauf,
Hörten sehr schnell die Schmerzen auf.
Glaubt mir, die Salbe SIEBEN ist
Der Top-Entkrampfungsspezialist.

Nr. 8 Natrium chloratum Salbe

Wer hätte jemals dran gedacht,
Dass mit der Salbe Nummer ACHT
Der Lippenherpes von Marie
So schnell verschwand, wie noch gar nie.

Den Fußpilz an den großen Zehen
Ließ diese Salbe auch vergehen.
Von dicken, schlimmen Mückenstichen,
Da ist der Juckreiz schnell gewichen.

Nach einer langen Gipfeltour
Brauchten die Füße Hilfe nur.
Drei Blasen hatt' ich mir gelaufen,
Da hieß es: Salbe ACHT gleich kaufen!

Als mich die Allergie sehr plagte,
Und ich den Apotheker fragte,
Ob Salbe ACHT da richtig sei,
Pflichtete er mir gerne bei.

Die Salbe ACHT, 's ist kaum zu fassen,
Soll keiner sich entgehen lassen!
Sie heilt und kann fast alles richten,
Drum kann ich nie auf sie verzichten.

Nr. 9 Natrium phosphoricum Salbe

Die Salbe Nummer NEUN wirkt prompt,
Wenn wieder ein Furunkel kommt.
Auch jugendliche Aknekunden,
Die werden mit der NEUN gesunden.

Bei Tinnitus, da schlag' ich vor,
Man schmiert die Salbe hinter 's Ohr,
Sogar der Milchschorf wird geheilt,
Wenn man die Salbe drauf verteilt.

Als neulich den Versuch ich wagte,
Beim Bläschenausschlag, der mich plagte,
Die Salbe Nummer NEUN zu testen,
Stellte ich fest, sie wirkt am besten.

Bei Druckgefühl im Oberbauch,
Da hilft die Salbe NEUN mir auch.
Man sieht, so einfach kann es gehen,
Wer 's ausprobiert, wird es verstehen.

Nr. 10 Natrium sulfuricum Salbe

Die Heilkraft von der Salbe ZEHN
Kann man sehr gut bei Hautpilz seh'n.
Sie lindert nässende Ekzeme
Und wenn ich sie bei Flechten nehme.

Man staunt auch, wie es funktioniert,
Wenn man sie auf Frostbeulen schmiert.
Sogar bei schlimmen Hühneraugen
Kann Salbe ZEHN mir bestens taugen.

Selbst Nervenschmerz macht mir nichts aus,
Hab ich die Salbe ZEHN im Haus.
Ich kann nur sagen, liebe Leute:
„Kauft euch die Salbe ZEHN gleich heute."

Nr. 11 Silicea Salbe

Die Salbe Nummer ELF zu nehmen,
Hilft gut bei nässenden Ekzemen,
Und Eiterung am Nagelbett,
Die heilt die Salbe ELF komplett.

Geschwüre können schmerzhaft sein.
Die Salbe ELF macht Schmerzen klein.
Fisteln, Karbunkel, hört gut her,
Sind mit der ELF kein Thema mehr.

Bei Trockenheit, Spannung und Falten,
Kann sich die Salbe voll entfalten.
Die Haut wird frisch und herrlich glatt.
Wohl dem, der Salbe ELF schon hat!

Fast wie geliftet wirkt die Haut,
Wenn man der Salbe ELF vertraut,
Auch schöne Nägel, voller Glanz,
Die Salbe ELF verjüngt dich ganz.

Beim Kaffeeklatsch gab 's sogar Wetten:
Kann man auch Ernas Haut noch glätten?
Doch sehr verjüngt sind alle Damen,
Die SILICEA Salbe nahmen.

Nr. 12 Calcium sulfuricum Salbe

Hat man die Salbe ZWÖLF im Schrank,
Kann ich nur sagen: „Gott sei Dank!"
Denn die ganz schlimmen Eiterungen
Sind damit sehr schnell abgeklungen.
Auch die Abszesse gingen auf,
Gab man die Salbe ZWÖLF darauf.

Erst neulich hatt' ich mich verkühlt.
Das hat sich fast so angefühlt,
Als wär' der Schleim so hart wie Stein.
Da schmierte Salbe ZWÖLF ich ein.
Das brachte schnell den Schleim in Fluss,
Und mit Bronchitis war bald Schluss.

Gelenkschmerz, chronisch, muss nicht sein.
Schmier' Salbe ZWÖLF tagtäglich ein!
Die Schmerzen hören auf zu toben,
Und Du wirst dieses Mittel loben.
Die Salbe ZWÖLF, wer möcht 's bestreiten,
Die braucht der Mensch zu allen Zeiten.

Nr.1 Calcium fluoratum Lotion

Manchmal muss es einfach sein,
Man blickt in den Spiegel rein
Und hält Ausschau nach den Zonen,
Wo sich Korrekturen lohnen.
Fast ein jeder wird mit Schrecken
Korrekturbedarf entdecken.

Bei mir selber seh' ich hier
Raue Haut, wie Schleifpapier.
So ein Knie, so rau wie mein' s,
Braucht die Lotion Nummer EINS.
Auch die Ellenbogen gieren
Nach der Pflege und dem Schmieren.

Beim ganz intensiven Schauen,
Da entdecke ich mit Grauen
Rote Stellen, Trockenheit.
Für die Pflege höchste Zeit,
Und dass ich von Kopf bis Fuß
Meiner Haut was bieten muss.

Gerne hab' ich 's ausprobiert,
Täglich Lotion EINS geschmiert.
Das war Schönheitspflege pur.
Später fuhr ich dann zur Kur.
Man wählte mich, wie wunderbar,
Zur „Miss Bad Wörishofen" gar.

Nr. 11 Silicea Lotion

Weiblich chic, seit eh und je,
Ist ein schönes Dekolleté.
Doch was kriegt man oft zu sehen?
Da muss man sich eingestehen,
Zugeknöpft bis oben hin,
Wäre manchmal ein Gewinn.

Falten, Runzeln, ausgedörrt,
Solche Haut, ja die gehört
Eingeschmiert, gepflegt, geschützt
Mit der ELF, weil die viel nützt.
Diese Lotion kann straffen
Und ein frisches Ausseh'n schaffen.

Um das Lifting zu verbessern,
Zinnkrauttee noch zum Entwässern,
Iss täglich auch, das wird sich lohnen,
Obst und Gemüse, fünf Portionen!
Am Kleid mit Ausschnitt, diesem neuen,
Kannst du dich selbstbewusst erfreuen.

Besondere Anwendungen und Kombinationen

Abnehmen

Fett und süß und möglichst viel,
Das war Rosis höchstes Ziel,
Denn wenn es um 's Essen ging,
Das war ganz und gar ihr Ding.
Mäßigkeit kannte sie nicht.
Das sah jeder am Gewicht.

Manche Freundin wollt' ihr raten
Zu Salat statt fettem Braten,
Knäckebrot statt Apfeltaschen,
Doch die Rosi wollt' nur naschen,
Limonade, Cola reichlich,
Zuviel Bauchfett – unausweichlich.

Wäre nicht der Jan gekommen,
Hätt's ein böses End' genommen.
Er hat ihr ganz ernst erklärt:
„Wie du lebst, das ist verkehrt.
Isst man maßvoll und bescheiden,
Muss man deshalb gar nicht leiden."

In kurzer Zeit sah Rosi ein,
Ernährung kann ganz einfach sein.
Abends die NEUN, mittags die ZEHN,
Das konnte man im Spiegel seh'n.
So ward durch die Gewichtsabnahme
Aus Rosi endlich eine Dame.

Akne

Tom war in der Pubertät,
Und er hört' von früh bis spät:
„Tom, sei fleißig, hab' Manieren,
Ach, man muss sich fast genieren,
Wenn modernen jungen Leuten
Tischmanieren nichts bedeuten."

Doch der Tom dacht' immer mehr:
„Akne haben, das ist schwer.
Pickel sprießen auf den Backen,
Auf dem Rücken und im Nacken.
Das ist schlimmer als Latein.
Hilfe wäre wirklich fein!"

Seine Freundin, die Carine,
War 'ne süße, tolle Biene,
Und sie sprach: „Gut wird die Haut,
Wenn man auf die NEUN vertraut.
Abends 5 Tabletten naschen
Und die Salbe nach dem Waschen."

Dass das stimmt, war bald zu sehen,
Und der Tom wollt' tanzen gehen.
Schwimmbad war nicht mehr tabu,
Selbst die Eltern gaben zu:
Tom, der sei schon fast erwachsen,
Kaum noch pubertäre Faxen!

Ängstlicher Hund

Die Jagdhundfreunde weit und breit
Schätzen Professor Siebengscheid.
Sein Hundebuch ist anerkannt
Fast weltweit und im ganzen Land.

Ida, der Schweißhund, zart und klein,
Sollte sein neuer Jagdhund sein.
Die Kleine musste bald kapieren,
Gut zu gehorchen und parieren.

Sie lernt auch, der Herr Siebengscheid,
Der ist ihr Mensch zu jeder Zeit,
Und beide können gleichermaßen
Sich aufeinander voll verlassen.

Wenn sie nur nicht so schreckhaft wär'!
Das sorgt den Herrn Professor sehr,
Doch dieser äußerst kluge Mann
Wendet ganz sanfte Mittel an.

Mit Nummer FÜNF ward Ida-Hündchen
Total entspannt, schlief gern ein Stündchen,
War brav und folgsam bei der Jagd,
Das hat ihr Herrchen mir gesagt.

Bandscheibenprobleme

Sehr häufig kann man Menschen sehen,
Die ganz gebeugt durch 's Leben gehen.
Bandscheiben plagen, schmerzen, drücken.
Sehr schlimm ist so ein weher Rücken.
Darum soll sich ein jeder merken,
Gut ist 's, mit Schüßler ihn zu stärken.

Bei Tante Anna war 's so weit.
Sie klagte bei der Hausarbeit,
Jammert' im Sitzen, Stehen, Liegen,
Der Schmerz war nicht mehr zu besiegen.
Für Onkel Alfons war es klar,
Dass rasches Handeln nötig war.

Schon öfter hatte er empfohlen,
Mal Schüßler Salze heim zu holen,
Doch Anna war wie immer stur
Und dacht', das heilt mit Wärme nur.
Ihr Heizkissen, bei Tag und Nacht,
Das hat auf Dauer nichts gebracht.

Der Onkel scheute keine Mühe,
Gab ihr die EINS schon in der Frühe.
Das macht die Bandscheiben elastisch.
Bald merkte man, es wirkt phantastisch,
Und Anna dachte sich, dass man
Den Salzen doch vertrauen kann.

Der Onkel wusste noch viel mehr,
Von Nummer ACHT, da sagte er,
Dass sie befeuchte und benetze
Und dass er dies besonders schätze.

Denn feuchte Knorpel sind schön weich.
Das spürt man bald in dem Bereich.

Doch nicht genug, zum Schlafengeh'n
Hat er die ELF noch vorgeseh'n,
Zur Kräftigung aller Gewebe,
Auf dass die Tante schmerzfrei lebe.
Erst wollt' sie nichts von Schüßler wissen,
Doch toll ist 's ohne Wärmekissen.

Blähungen

Ganz viele Leute (und ich auch),
Die haben zu viel Luft im Bauch.
Mal will sie ungehemmt entweichen,
Mal drückt und kneift sie ohne gleichen.

Ein jedes Alter ist betroffen.
Der Opa und der Enkel hoffen,
Es lösten sich die schlimmen Winde.
So geht 's dem Greis und auch dem Kinde.

Wie es auch sei, in beiden Fällen
Gilt es, das Übel abzustellen,
Denn Bauchweh hemmt den Lebensmut,
Doch mit der NEUN wird alles gut.

Die gute NEUN verschreibt man ihnen.
Sie kann der Fettverdauung dienen,
Stützt Magen und den Gallefluss,
Damit der Bauch nicht leiden muss.

Wer 's noch nicht weiß, der soll probieren,
Die Blähungen so zu kurieren.
Beglückt ist nicht nur der Patient,
Sondern ein jeder, der ihn kennt.

Blauer Fleck

„Schon wieder so ein blauer Fleck!
Wie krieg' ich den bloß wieder weg?"
Sprach Erika beim Volleyball.
Das war kein hoffnungsloser Fall
Und zwar wegen dem Trainer Klaus.
Der kannte sich mit Schüßler aus.
Er bot ihr erste Hilfe an,
Weil Salbe DREI viel heilen kann.

Obwohl sich Erika erst zierte,
Als Klaus das blaue Knie massierte,
Da fiel der Erika bald auf,
Er schmiert schon fünf mal Salbe drauf.
Sie ließ sich zwar nicht gern berühren,
Doch seine Hände so zu spüren,
Das war ganz außerordentlich,
Und Erika entspannte sich.

Am Wochenende rief sie dann
Den Freund und Retter freundlich an,
Dass diese Salbe Nummer DREI
Das reinste Wundermittel sei.
Sollte mal wieder was passieren,
Könnt' er sie gern erneut einschmieren,
Und hätt' er Lust auf Apfelkuchen,
Dürft' er sie gerne gleich besuchen.

Energieaufbau

Will der Mensch erfolgreich sein,
Stellt sich oft der Zustand ein,
Dass er nur noch funktioniert
Und sich selber ganz verliert.

Im Alltagsberufsgetriebe
Gibt es viele Seitenhiebe.
Kraft und Energien schwinden.
Kaum ein Ausweg ist zu finden.

Oft genug muss man sich beugen,
Keinen Widerstand erzeugen,
Doch man soll auf sich auch schauen,
Um sich wieder aufzubauen.

Sind die Kräfte ganz im Keller,
Dann erhole ich mich schneller,
Nehm' ich morgens Nummer ZWEI,
Die schafft Energie herbei.

Mittags muss die FÜNF mich stärken.
Dazu kann ich nur bemerken,
Dass die FÜNF, gern stell' ich 's fest,
Bauch und Kopf entspannt sein lässt.

Abends bin der Nummer SIEBEN
Ich seit langem treu geblieben.
Die Entkrampfung schenkt Genuss,
Macht mit Stress endgültig Schluss.

Welche Schätze, welche Werte,
Schenkt uns Schüßler, der Verehrte!
Kleine Kosten, viel Effekt,
Glücklich ist, wer das entdeckt.

Erkältung

Wenn 's im Winter stürmt und schneit,
Ist es wiedermal soweit,
Dass durch Husten, Schnupfen, Niesen,
Menschen sich den Tag vermiesen.

Reichlich Wasser trinken wäre
Wirksam gegen die Misere.
Dieses könnt' sehr vielen nützen
Und die Menschen wirklich schützen.

Weiterhin könnt' man verlangen,
Gleich im Sommer anzufangen,
Kneippsche Güsse zu probieren,
Sich zu schützen vor den Viren.

Doch auch Schüßlers DREI ist wichtig
Und bei schlechtem Wetter richtig,
Schon im Herbst zwei Stück am Tag,
Wenn man keinen Schnupfen mag.

Ist 's akut mit den Beschwerden,
Kann mit DREI geholfen werden.
Beim ersten Entzündungszeichen
Kann man damit viel erreichen.

Ist der Schleim noch glasig-weiß,
Hilft die VIER, soviel ich weiß.
Zweites Stadium vom Infekt
Wird mit VIER schnell abgeschreckt.

Sieht der Schleim gelb-grünlich aus,
Hab' die SECHS ich gern im Haus.
Alles wird blitzblank geputzt,
Wenn man Nummer SECHS benutzt.

Zeigt der Husten sich mit Krämpfen,
Lässt er sich mit SIEBEN dämpfen.
Lutscht man fünf in kurzer Zeit,
Ist man schnell vom Reiz befreit.

Wenn die Nasen tropfen, fließen,
Sollte uns das nicht verdrießen.
Fest steht: Wässriges Sekret
Mit der Nummer ACHT vergeht.

Wer dazu genussvoll ruht,
Sich mit Tee viel Gutes tut,
Wird in kurzer Zeit genesen,
Hab' bei Schüßler ich gelesen.

Fersensporn

Tante Lisa aus Elmshorn,
Die litt an einem Fersensporn,
Beim Aufstehen am frühen Morgen,
Da machte ihr der Sporn viel Sorgen.
Doch auch am Tag nach läng'rem Ruh'n,
Fing gleich der Sporn an weh zu tun.
Lief sie dann etwas hin und her,
Dann spürte sie den Schmerz nicht mehr.

So ging das schon seit vielen Wochen,
Beim langen Stehen und beim Kochen,
Da ging 's der Lisa auch nicht gut.
Sie schwankte zwischen Frust und Wut.
Nach ein paar Wochen Schmerzenszeit,
Da tat sich sich schon selber leid.
Sie fragt' beim Apotheker an,
Ob er ihr etwas raten kann.

Er sprach, die Nummer EINS, die sei,
Täglich im Wechsel mit der ZWEI,
Nüchtern, in Wasser fünf genommen,
Bei diesen Schmerzen gut bekommen.
Sie staunte, denn es war bald klar,
Dass dieser Ratschlag richtig war.
Geduld war ausgesprochen lohnend
Und für den Magen wirklich schonend.

Flugangst

Mancher leidet Höllenqualen,
Muss ein Ticket er bezahlen,
Mit dem er dann irgendwann
In den Urlaub fliegen kann.

Auch der Rolf gehört zu denen,
Die sich nach der Ferne sehnen,
Doch, wenn sie im Flieger sitzen,
Ängstlich zitternd mächtig schwitzen.

Bei dem letzten Urlaubstrip
Da gab Susi ihm den Tipp,
Schüßlers FÜNF mal zu verwenden,
Um das Leiden zu beenden.

Seitdem sitzt der Rolf im Flieger,
Glücklich lächelnd, wie ein Sieger.
Susi dankt er stets auf 's Neue.
Heut' schwor er ihr ew'ge Treue.

Heiserkeit
(durch Anstrengung der Stimme)

Die Sopranistin Anna war
Am Opernhaus der große Star.
Man lobte sie schon überall
Als wunderbare Nachtigall.
Die „Königin der Nacht" zu singen,
Das sollte ihr gewiss gelingen,
Drum übte sie bei Tag und Nacht.
O hätt' sie das doch nicht gemacht!
Nun hört der herrliche Sopran
Sich wie ein alter Blechtopf an.

In Ohnmacht fiel der Regisseur,
Als er erfuhr von dem Malheur.
Doch als er bald darauf erwachte,
Da staunte er, was Anna machte:
Schüßler Tabletten EINS, VIER, SIEBEN
Hatte ihr Therapeut verschrieben.
Stündlich im Wechsel lutscht' sie eine,
Und Sorgen machte sie sich keine.
Im markgräflichen Opernhaus
Gab 's bald drauf tosenden Applaus.

Heiße SIEBEN

Onkel Fritz, der Pillenschlucker,
Und der Dauerfernsehgucker
Hört die Nachricht, welche Qual:
Wiedermal Arzneiskandal!

Und grad' seine Superpillen,
Die so gut die Schmerzen stillen,
Werden darin angeklagt.
Das macht ihn total verzagt.

Seine Töchter, die ihn lieben,
Raten zu der HEISSEN SIEBEN.
Sind die Schmerzen ganz akut,
Hilft dies Mittel schnell und gut.

Nur zehn Stück in Wasser lösen,
Das vertreibt den Schmerz, den bösen,
Heiß getrunken, Schluck für Schluck,
Alles schmerzfrei, schnell, ruckzuck.

Kloßgefühl im Hals

Meine liebe Freundin Irma
War die Chefin einer Firma.
Mit sehr vielen Kompetenzen
Konnt' sie als Expertin glänzen.

Diese pflichtbewusste Irma
Mit der umsatzstarken Firma
Hatte vieles zu verwalten,
Sehr viel Stress auch auszuhalten.

Ach, sie war ja so aktiv!
Dennoch lief so manches schief.
Neulich sprach sie: „Was ist los?
Tief im Hals sitzt mir ein Kloß."

HNO-Arzt Lindemann,
Der auch Stress behandeln kann,
Hatte Schüßlers Nummer SIEBEN
Für die Irma gleich verschrieben.

Er sprach: „SIEBEN wirkt so fein,
Doch auch Urlaub müsst' mal sein!"
Und die Irma mit der Firma
Buchte einen Flug nach Birma.

Knochenbruch

Ein Sturz, ein Schrei, der arme Tropf!
Zum Glück hat er den Helm am Kopf.
Das Fahrrad ist total verzogen
Und leider auch der Ellenbogen.
Den muss man tüchtig reparieren,
Ganz kräftig schienen, bandagieren,
Für all die überdehnten Sehnen
Muss man die Nummer EINS bald nehmen,
Und für den Knochen mit dem Riss
Hilft Nummer ZWEI, das ist gewiss.

Ach, so ein Sturz ist ganz gemein,
Doch muss er nicht so tragisch sein.
Beginnt man gleich zu therapieren,
Braucht man die Nerven nicht verlieren.
So war 's auch bei besagtem Sturz.
Die Leidenszeit war ziemlich kurz.
Der Ellenbogen, der verletzte,
Heilte im Nu, was Max sehr schätzte.
Die Tour de France freute ihn sehr.
Gelbes Trikot, was will man mehr?

Menstruationsbeschwerden

Kriegt Bettina ihre Tage,
Ach, dann hört man manche Klage,
Dass mit Krampf im Unterleibe
Sie sehr gern im Bette bleibe,
Denn nicht Zäpfchen und nicht Pillen
Können diesen Krampfschmerz stillen.
Doch im Job erwartet man,
Dass Bettina alles kann,
Alles regelt, alles löst
Und nicht schmerzgeplagt nur döst.
Gern wär' sie zu Haus' geblieben,
Doch man gab ihr heut' die SIEBEN,
Die sie stündlich lutschen sollte,
Wenn der Krampf im Bauche grollte.
Skepsis war 's noch zu Beginn,
Doch dann merkt' sie, es haut hin.
Erst konnt' sie es kaum begreifen,
Dass das Zwicken und das Kneifen
Schon nach kurzer Zeit verschwand.
Selbst hat sie 's jetzt in der Hand.
Die Bettina, froh und heiter,
Gibt den guten Tipp gern weiter.

Migränevorbeugung

Der Migräne vorzubeugen,
Soll man alle überzeugen,
Denn wenn man sie erst mal hat,
Liegt man flach und ist schachmatt.

Die Kriemhilde, selbst betroffen,
War für jeden Ratschlag offen.
In dem ganzen Schmerzensstress
Las sie bei der VHS,
Dass mit Schüßlers weiser Lehre
Vielerlei zu heilen wäre.

Schnell hat sie den Kurs gebucht
Und sofort ihr Glück versucht:
Nummer ACHT gleich früh am Morgen,
Etwas Sport vertreibt die Sorgen,
Mittags SIEBEN, ELF zur Nacht.
Erstmals gibt sie auch drauf acht,
Was macht Stress, wann geht es besser?
Lang' war sie ein Fast-Food-Esser.
Nach und nach wurde ihr klar,
Dass Schüßlers Weg goldrichtig war.

Entspannung ward ihr ein Genuss,
Und mit Migräne war bald Schluss.

Muskelverhärtung

Manuel, der Fußballheld,
Ist Torwart, weil ihm das gefällt.
Wie Bomben kommen sie, die Bälle.
Manuel hält auf alle Fälle,
Fängt sie, springt hoch und wirft sich drauf,
Nimmt manchen Bluterguss in Kauf.

Herr Müller ist sein Therapeut,
Was Manuel ganz ehrlich freut.
Ist er auch mal sehr stark lädiert,
Wird jeder Schmerz gleich wegmassiert.
Doch letztes Jahr macht' immer mehr
Muskelverhärtung alles schwer.

Bis zur WM sollt' es gelingen,
Den Manuel in Form zu bringen.
Morgens die EINS, abends die SIEBEN,
Die Wirkung ist nicht ausgeblieben,
Und in der Bildzeitung stand drin:
Dank Manuel WM-Gewinn!

Nasenbluten

Scheint der Mensch auch völlig heil,
Gibt 's meist einen Körperteil,
Der Belastung kaum verzeiht
Und bei Stress laut „Hilfe" schreit.

Magengrimmen, Rückenschmerz,
Hoher Puls, nervöses Herz,
Blähbauch und gereizte Nieren
Können Stress signalisieren.

Selbst die Nase zählt bisweilen
Zu denn schwachen Körperteilen.
Oft fängt sie zu bluten an,
Wenn man einfach nicht mehr kann.

Auch Gesines Nasenzonen
Zeigten diese Reaktionen.
Stets die Angst, dass es passiert!
Gern hat sie die FÜNF probiert.

Sehr gelassen und entspannt
Hat sie allen Stress verbannt.
Für die ganz akuten Fälle
Ist die Nummer FÜNF zur Stelle.

Ohrensausen

Direktor Schulz aus Oberhausen,
Kriegte immer Ohrensausen,
Wenn er zu viel leisten wollte
Und der Stress ihn überrollte.

Bei Meetings und bei Konferenzen,
Konnte der Schulz mit Wissen glänzen.
Selbst bei Verhandlungen mit Banken,
Da kam der Schulz niemals ins Wanken.

Im schlimmsten Stress zwang Ohrensausen
Ihn immer mehr zu Arbeitspausen,
Denn dieses Rauschen, Zischen, Tuten,
Das ließ sogar Burn-out vermuten.

Die Salbe EINS, gleich hinter 's Ohr,
Das kam ihm zunächst komisch vor.
Früh Nummer EINS, die ELF zur Nacht
Hat bald das Rauschen weggebracht.

Zuerst war es ihm fast zu leise,
Doch merkte er auf diese Weise,
Mit Schüßler wird nie scharf geschossen.
Es hilft sogar bei Wirtschaftsbossen.

Pflege der Gelenke

Glücklich ist, wer nie vergisst,
Wie gesund Bewegung ist.
Doch man sollte auch bedenken,
Dass bei Bändern und Gelenken
So ein Training mit viel Kraft
Mancherlei Belastung schafft.

Dehnen, beugen, strecken, bücken,
Ach, die Knie und auch der Rücken
Sollen die Bewegung spüren,
Doch sich nicht mit Schmerzen rühren.
Wohltat bringt es, wenn man dann
Die Gelenke pflegen kann.

Schüßlers EINS macht, dass die Sehnen
Sich ganz schön geschmeidig dehnen.
Auch die Knochen brauchen Kraft.
Gut ist 's, wie die ZWEI das schafft.
Ohne Schmerzen sich bewegen!
Kombinieren ist ein Segen!

Gleich beim Aufsteh'n nimm fünf Stück!
Das bringt schnell die Kraft zurück.
Täglich wechseln wird empfohlen.
Beide solltest du dir holen!
Die Gelenke blühen auf.
Das tut gut, ich schwöre drauf.

Pickel

Wenn die Pickel heftig sprießen,
Solltest du die NEUN genießen,
Denn die Pickel zeigen an,
Dass man schlecht entgiften kann.

Äußerlich Heilerdepackung
Zur Gewebs- und Hautentschlackung,
Salbe Nummer NEUN zum Pflegen,
Für die Haut ist das ein Segen.

Doch die Pickel sind entsetzt.
Fühlen sich im Stolz verletzt,
Sind nur noch ganz platt und leer.
Darum sprießen sie nicht mehr.

Schluckauf

Eine Rede im Museum
Hielt der Paul zum Jubiläum,
Doch mit Festvortrag war 's nix,
Denn man hörte plötzlich: „Hicks".

Paul wollt 's schaffen, wollte sprechen,
Ohne stets zu unterbrechen,
Aber „Hicks" kam nur heraus.
Paul schaute verzweifelt aus.

„Luft anhalten!" rief der eine,
Aber Wirkung gab es keine.
„An drei Glatzen musst du denken!",
Konnte auch nicht Hilfe schenken.

Eine hilfsbereite Dame,
Frau Mathilde war ihr Name,
Hat die SIEBEN ihm gereicht,
Und ganz schnell ging alles leicht.

Ohne „Hicks" hat Paul gesprochen,
Sein Elan war ungebrochen.
Super sind die Schüßler-Tricks
Auch bei diesem blöden „Hicks".

Schöne Haut

Manche Dame will durch Schmieren
Ihre Falten schnell kaschieren,
Doch die Haut wird richtig fein,
Nimmt man Schüßler Salze ein.

Raue Stellen, Trockenheit?
Für die EINS ist 's höchste Zeit.
Nummer EINS erweicht die Falten,
Um die Haut schön glatt zu halten.

Dünne Haut, etwas zerknittert?
Manche Dame ist verbittert,
Doch zum Liften, Glätten, Straffen
Muss die ELF man nur beschaffen.

ELF am Abend, EINS am Morgen
Macht dich frei von Schönheitssorgen.
Mancher ist erstaunt und spricht:
„Nein, ihr Alter sieht man nicht!"

Schrunden

Im März konnt 's Josef kaum erwarten,
Bald wollt' er wieder in den Garten.
Weil er sich gar so sehr bemühte,
War 's prachtvoll, was da wuchs und blühte.
Des Gärtners Hände hatten 's schwer.
Er pflegte sie zwar täglich sehr,
Doch Schrunden an den Fingerkuppen
Sollten als schmerzhaft sich entpuppen.

Er rieb sie ein mit Bepanthen,
Doch keine Wirkung war zu seh'n.
Und nicht einmal Nivea Crem'
Zeigte Erfolg bei dem Problem.
Zu Schüßlers EINS riet die Frau März.
Erst hielt er das für einen Scherz,
Doch leidend hat er nicht gemuckt
Und brav die Nummer EINS geschluckt.

Er nahm sie kaum acht Tage ein,
Schon stellte sich die Wirkung ein.
Die Schrunden waren abgeheilt.
Frau März hat er 's gleich mitgeteilt.
Nun kann er wieder jäten, graben
Und Freude an der Arbeit haben.
So richtig kräftig packt er an,
Der hochbeglückte Gärtnersmann.

Sehr gut geht es auch der Frau März.
Der Josef schloss sie in sein Herz,
Bringt Rosen, Schnittlauch und Radieschen
Und nennt sie nur: „Mein liebes Lieschen."

Schwangerschaftserbrechen

Schwangerschaft bedeutet meistens
Große Freude, Glücklichsein,
Doch ist 's einem dauernd übel,
Stellt sich bald Verzweiflung ein.

Morgens ist es ja am schlimmsten,
Frühstück rein, dann Frühstück raus,
Bleich, mit dunklen Augenringen,
Sieht die Lilo leidend aus.

Ihr Gemahl, Freunde, Verwandte,
Sind ganz sagenhaft besorgt,
Doch die Oma hatte neulich
ihr ein Schüßler-Buch geborgt.

Darin stand, für solche Fälle
Nehme man die Nummer ZWEI
Und bei Blässe, Eisenmangel,
Täglich wechselnd mit der DREI.

Lilo ging es ganz schnell besser,
Sie war regelrecht beglückt.
Als Cathrinchen dann zur Welt kam,
Waren alle hoch entzückt.

Schwangerschaftsstreifen

Susi fühlt sich fabelhaft.
Sie genießt die Schwangerschaft.
Ziemlich schwer ist zu begreifen,
Woher kommen diese Streifen,
Die sich auf den Bäuchen zeigen,
Die genetisch dazu neigen,
Dass durch Schwäche im Gewebe
Es die üblen Risse gebe?
Mancher sagt, durch Zupfmassagen
Wär' es besser zu ertragen.
Auch mit Öl soll es gelingen,
Dehnungsstreifen wegzubringen,
Doch fehlt Elastizität,
Ist es ohnehin zu spät.
Schüsslers EINS macht Haut geschmeidig,
Denn die Streifen sind sehr leidig.
Salbe außen, Pillen innen,
Man soll früh damit beginnen,
Dass das Wachstum von dem Kinde
Ein ganz gutes Plätzchen finde.
Nummer EINS hält Susi fit,
Und ihr Kindchen freut sich mit.
Trotz viel Dehnung keine Streifen,
Susi kann es kaum begreifen,
Dass das so perfekt gelingt
Und ihr echte Hilfe bringt.

Schwindel

Tante Käthe ist modern,
Sieht chic aus und reist sehr gern,
Nimmt sich für die Kinder Zeit,
Ist zu jedem Spaß bereit.

Schwindel plagt sie neuerdings.
Dann schwankt sie von rechts nach links.
Manchmal fühlt es sich gar an,
Wie auf einer Achterbahn.

Blutleer der Kopf, Taumeln und Schwanken,
Die Käthe machte sich Gedanken.
Sie ward mit Schüsslers Nummer ZWEI
In kurzer Zeit beschwerdefrei.

Doch Schwindeln, das ist angesagt,
Wenn man sie nach dem Alter fragt.
Meist unterschlägt sie ein paar Jährchen,
Denn sie erzählt sehr gerne Märchen.

Sehnenscheidenentzündung

Entzünden sich die Sehnenscheiden,
Dann muss man meistens sehr stark leiden.
Das merkte auch die Frau Hermine.
Sie übte auf der Violine
Vom Morgen bis zur späten Nacht.
Das hat ihr viel Erfolg gebracht.

Als sie vor Schmerz dann nicht mehr übte
Und ihre Stimmung sich sehr trübte,
Da fiel sie leistungsmäßig ab,
Was sich zwangsläufig so ergab.
Verzagt und bleich war die Hermine
Bis zum Besuch ihrer Cousine.

Die war ein Schüßler-Fan und wusste,
Dass man die VIER nun nehmen musste,
Und siehe da, sie hatte recht.
Bald ging 's Hermine nicht mehr schlecht.
Der Tipp war wie ein Hauptgewinn
Für unsre Spitzengeigerin.

Die Nummer VIER, die soll es sein,
Stellen Entzündungen sich ein,
Nicht eitrig, sondern nur geschwollen,
Die lange Zeit nicht heilen wollen.
In Reihe eins saß die Cousine
Beim nächsten Auftritt von Hermine.

Sodbrennen

Magensäure ist vonnöten,
Um Bakterien abzutöten,
Nahrungsstoffe abzubauen
Und die Speisen zu verdauen.
Das hat alles seinen Sinn,
Bleibt sie nur im Magen drin.

Doch drängt sie im Schlund nach oben,
Möchte Franz vor Schmerzen toben,
Wenn zudem noch Krampfbeschwerden,
Nachts im Bette schlimmer werden.
Dann macht seine Dorothee
Ihm erst mal Kamillentee.

Während sie den Tee bereitet,
Wird er von ihr angeleitet:
„Nummer NEUN, noch ein paar Stück,
Steh'n im Schrank, das ist ein Glück.
Nimm sie wechselnd mit der SIEBEN,
Lös' sie, lutsch' sie, nach Belieben!"

Franz vertraut der Dorothee,
Trinkt ganz schnell den warmen Tee.
Säure, Schmerz und Krämpfe schwinden.
Liebe kann er nur empfinden,
Für sein Dorle und ihr Wissen.
Beides möchte er nie missen.

Steifer Nacken

Schweiß in Strömen, Sommerhitze,
Glühend heiße Autositze,
Erst mal alle Fenster auf!
Eis in Sicht, ich freu' mich drauf!

Gute Laune, Radio laut,
Herrlich kühl wird 's auf der Haut.
Haare flattern flott im Wind,
Weil wir cool und sportlich sind.

Nicht mehr cool war 's in der Nacht,
Weil der Nacken Schmerzen macht.
Ganz verspannt und hart wie Stein,
Das kann richtig schrecklich sein.

Ein warmer Schal und Schüßlers SIEBEN,
Da ist nicht viel vom Schmerz geblieben.
Die Salbe SIEBEN drauf, und gleich
Wurden die Muskeln wieder weich.

Beim nächsten Trip zum Eiscafe,
Tat längst der Nacken nicht mehr weh.
Und Ginos Cappuccino-Eis
Bekommt bei uns den ersten Preis.

Stress

Kombiniere FÜNF mit SIEBEN!
Bald wirst du sie beide lieben,
Denn vielfältig sind Beschwerden,
Die durch Stress verursacht werden.

Bauch und Rücken, Herz und Magen
Können Stress ganz schwer ertragen,
Schulterschmerz und Hexenschuss,
Damit ist in Kürze Schluss!

Wichtig ist 's auch zu bedenken,
Dass von den Kiefergelenken
Kopfschmerz, zähneknirschbedingt,
Manchen zur Verzweiflung bringt.

Meine FÜNF, die ich so mag,
Schluck' ich spät am Vormittag.
Nummer SIEBEN hat zur Nacht
Beste Wirkung mir gebracht.

Jeweils fünf in Wasser nehmen
Bei den vielen Stressproblemen!
Schüßler hat mich über Nacht
Stressfrei und entspannt gemacht.

Trockenes Auge

Seit Wochen dachte die Sybille
Sie bräuchte endlich eine Brille,
Jedoch der Sehtest zeigte klar,
Dass das noch gar nicht nötig war.

Der Apotheker Oberau,
Befragte sie dann sehr genau
Und meint', es sei zur Heizungszeit
Fehlende Tränenflüssigkeit.

Der Mangel, der Probleme macht,
Der sei mit Schüsslers Nummer ACHT
Ganz sicher schnell zu kompensieren,
Drum sollt' Sybille das probieren.

Viel trinken sei auch nicht verkehrt,
Doch Nummer ACHT hätt' sich bewährt.
Sehr bald bemerkte die Sybille:
Sie sieht perfekt, auch ohne Brille.

Übergewicht

Schaut man sich so die Menschen an,
Merkt man, dass bei fast jedermann
Mal weniger und auch mal mehr
Das Abnehmen recht nützlich wär'.
Tät' man nach mehr Gesundheit streben,
Müsste man viel bescheid'ner leben.

Am Fett zu sparen macht viel Sinn.
Null Werte sind im Zucker drin.
Käm' mehr Gemüse auf den Tisch,
Wären mehr Menschen fit und frisch.
Viel zu viel Fleisch und Wurst hingegen
Muss schwer sich auf die Hüften legen.

Ich rate dir, es anzupacken,
Mit Schüßler kräftig zu entschlacken.
Fang mit der FÜNF gleich an am Morgen,
Das macht gelassen, hemmt die Sorgen,
Damit du nicht nervös, voll Frust,
Gleich wieder etwas essen musst.

Vor 'm Mittagsmahl die NEUN gut passt
Zur Minderung der Säurelast,
Zum Ausleiten und Mäßigen,
Ermahnung der Gefräßigen.
Die Fettverdauung kann mehr leisten,
Denn sie ist träge bei den meisten.

Als Betthupferl zum Schlafengeh'n
Ist ideal die Nummer ZEHN.
Die Ausscheidung wird angeregt,
In Darm und Nieren viel bewegt,

So dass der Körper dann am Morgen
Macht mit Entleerung keine Sorgen.

Den Fitnessplan neu zu gestalten
Und auch langfristig zu erhalten,
Nützt allen Menschen gleichermaßen,
Die lange Zeit viel zu viel aßen.
Abnehmen geht nicht von allein!
Recht stark muss auch der Wille sein!

Warzen

Ach, der arme Onkel Fritze
Hatte auf der Nasenspitze
Eine Warze, riesengroß.
Das war ein sehr schweres Los.

Sie mit Fäden abzubinden
Oder Zaubersprüche finden,
Das war alles nicht sein Ding,
Weshalb er zum Naturarzt ging.

Der war wirklich ein Experte,
Schätzte Schüßlers hohe Werte.
VIER im Wechsel mit der ACHT
Hat die Warze weggebracht.

Vor dem Spiegel sprach der Fritze:
„Ohne Warze bin ich spitze!",
Verliebt' sich in die blonde Ellen
Und flog mit ihr auf die Seychellen.

Wässriger Schnupfen

Fließend, wie ein Wasserhahn,
Fühlte sich Rudis Nase an,
Brennend wund und leuchtend rot.
Er hatte sogar Kussverbot.
Ja, das war für Rudi schwer.
Er ist doch der Bussi-Bär.
Die vielen Damen der Abteilung
Bemühten sich um Rudis Heilung.

Stündlich im Wechsel DREI und ACHT
Hat bald die Nase frei gemacht.
Bereits am übernächsten Morgen
War Rudi frei von Schnupfensorgen.
Mit Bussi-Bussi, wie gewohnt,
Hat er die Damen reich entlohnt.
Schön ist 's, wenn es Menschen gibt,
Die ganz einfach jeder liebt.

Wechseljahre

Mühsam kann das Leben werden
Mit den Wechseljahr'sbeschwerden.
Kaum ein Mann wird das kapieren.
Er wird alles ignorieren.
Selbstbewusst sei jede Frau!
Was sie braucht, spürt sie genau.

Trockenheit ist eine Qual.
Manche denkt, das sei normal.
Tät' vertraulich sie mal fragen,
Könnte man ihr sofort sagen,
Daß die Schüßler Nummer ACHT
Trock'ne Schleimhaut feuchter macht.

Leicht kann mal ein Ausfluss kommen.
Da hab' ich die VIER genommen.
Schnell gelöst war das Problem.
Das war wirklich angenehm.
VIER verstärkt der Lymphe Fluss,
Wenn der Mensch entgiften muss.

Auch beim Herzen geht's mitunter
Klimakterisch rauf und runter,
Für den Schutz der Blutgefäße,
Wär's gut, wenn die ZWEI man äße.
Nummer DREI ist ein Genuss
Für des Blutes guten Fluss.

Depressionen muss man mindern,
Weil sie Glück und Lust verhindern.
Denk' bei Nummer SIEBEN dran,
Dass sie Spannung lösen kann.

Zukunftsängste geh'n vorbei,
Schluckt die Frau die Nummer ZWEI.

Wenn dann erst die Hitzen wallen,
Tut man sich einen Gefallen,
Hat man Nummer ACHT parat,
Weil das sehr viel Wäsche spart,
Denn der Nachthemdwechsel stündlich,
Der verdirbt die Nacht ganz gründlich.

Eine weitere Geschichte
Ist dann noch die Knochendichte,
Welche, wird sie früh bedacht,
EINS plus ZWEI viel besser macht,
Täglich wechselnd nehm' ich sie,
Morgens, das vergess' ich nie.

Manche Frau erschrickt gewaltig,
Wenn sie merkt, die Haut wird faltig,
Spröde Nägel, stumpfe Haare,
Das ist wirklich nicht das Wahre!
Nummer ELF, die Schönheitsnummer,
Die vertreibt all diesen Kummer.

Ach, die Salze, diese guten,
Mancher möcht' es kaum vermuten,
Dass sie so viel helfen können.
Jede Frau sollt' sie sich gönnen!
Statt klimakterisch nur zu leiden,
Soll man für Schüßler sich entscheiden!

Wespenstich

Die Wespe hat den Wein gerochen
Und dann ganz frech den Fritz gestochen.
Sehr schlimm sah seine Lippe aus.
Muss er vielleicht ins Krankenhaus?

Doch seine Erna ist seit Jahren
Mit Schüßler Salzen sehr erfahren.
Alle akuten schlimmen Sachen
Kann Nummer DREI schnell besser machen.

Im Rucksack ist die DREI stets drin.
Das ist für Fritz nun ein Gewinn.
Spucke von ihm plus zwei Tabletten,
Zu Brei vermischt, soll ihn jetzt retten.

Sie streicht's ihm auf die dicke Lippe,
Damit er nicht vor Schmerz umkippe.
Zehn Stück in Wasser aufgelöst
Hat sie ihm dann noch eingeflößt.

Nach diesem riesengroßen Schreck
War'n Schmerz und Schwellung ganz schnell weg.
Mit Sekt hat er es ihr gedankt.
Laut singend sind sie heim geschwankt.

Zähneknirschen

Der Johann knirschte mit den Zähnen.
Die Folgen sollte man erwähnen:
Nacken und Schultern war'n verspannt,
Auch Rückenschmerz sei noch genannt,
Eiskalte Hände, Tennisarm,
Die Füße waren niemals warm,
Kopfweh, Migräne, Tinnitus,
Das alles machte viel Verdruss.

Sein netter Zahnarzt Doktor Biene,
Der gab ihm eine Aufbissschiene.
Die schmiss er nach vier Wochen weg,
Denn sie erfüllte nicht den Zweck.
Mehr in der Seele, als am Zahn,
Fühlt' sich die Problematik an,
Und irgendwann war ihm selbst klar,
Was schuld am Zähneknirschen war.

Sein Leben war nur Disziplin,
Fast bis zur Selbstaufgabe hin,
Denn schon in Kindergartentagen
Hieß es: „Sei tapfer, nur nicht klagen!
Zähne schön fest zusammenbeißen,
Dann kann nichts aus der Bahn dich schmeißen."
Um im Beruf gut da zu stehen,
Musste das immer weiter gehen.

Von einer Kur, das war ein Glück,
Kam er total entspannt zurück.
Was war passiert, wie konnt' das gehen?
War da ein Wunder gar geschehen?

Kein Wunder war 's, o nein, mitnichten,
Der Johann wollte gern berichten,
Dass Schüßler Salze über Nacht
Hatten ihm Besserung gebracht.

Die FÜNF nahm er vorm Mittagessen.
Die ließ ihn bald den Stress vergessen.
Krampflösend war die Nummer SIEBEN,
So ist er nachts entspannt geblieben.
Selbst im Büro hat man gestaunt.
Der Johann war sehr gut gelaunt.
Er machte Pausen, wenn er 's brauchte
Und nicht erst, wenn der Kopf schon rauchte.

So wie dem Johann geht 's den meisten.
Man hat Elan, man will viel leisten,
Hat für Entspannung keine Zeit.
Erst wenn der Körper „Hilfe!" schreit,
Bemerkt so mancher arme Wicht
Die Sorgenfalten in Gesicht.
Man reißt das Ruder rum und dann
Fängt ein ganz neues Leben an.

Die Behandlung mit Schüßler Salzen

Zeit und Geduld

Die Behandlung mit Schüßler Salzen ist sanft und muss mitunter über einen längeren Zeitraum erfolgen. Es kann aber auch alles sehr schnell gehen, je nach Ausgangslage des Patienten und dem Grad der gesundheitlichen Störung.

Dosierung und Einnahme

In **akuten** Fällen nimmt man alle 5 Minuten oder stündlich 1 Tablette, in **chronischen** Fällen 3 x täglich 2 Tabletten nüchtern. **Kinder** nehmen bei akuten Beschwerden ebenfalls stündlich 1 Tablette bzw. in chronischen Fällen 3 x 1. Sehr gut bewährt hat sich auch der **1 x täglichEinnahmemodus**. Dabei nimmt man 1 x täglich 5 Tabletten in Wasser aufgelöst zur jeweils optimalen Tageszeit. Diese Einnahme ist besonders dann sinnvoll, wenn mehrere Mittel einzunehmen sind, z.B. mittags Nr. 5 und abends Nr. 7 oder mittags Nr. 10 und abends Nr. 9 etc.

Tiere: Kleintiere 3 x ½ Tablette, Katzen und kleine Hunde 3 x 1 Tablette, mittlere und große Hunde 3 x 2 Tabletten, Großtiere 3 x 3 Tabletten.

Optimale Zeiten:

Morgens: Nr. 1, Nr. 2, Nr. 3, Nr. 8
Mittags: Nr. 5
Abends: Nr. 6, Nr. 7, Nr. 9, Nr. 11
Jederzeit: Nr. 4, Nr. 10

Nur 1 Mittel

Unterschiedliche Mittel sollten **nicht gleichzeitig** eingenommen werden. Falls 2 oder 3 Mittel benötigt werden (nicht mehr!), nimmt man sie zeitlich versetzt, z.B. früh, mittags und abends und richtet sich dann nach den angegebenen Zeiten.

Welche Potenz

In der Regel wird die D6 genommen.

Ausnahmen: Die Mittel Nr. 1, Nr. 3 und Nr. 11 werden meist in der D12 genommen.

Merksätze

Nr. 1 Calcium fluoratum: Macht Hartes weich und elastisch und Weiches fest und elastisch

Nr. 2 Calcium phosphoricum: Strukturerhaltungsmittel für die Knochen

Nr. 3 Ferrum phosphoricum: Mittel für das erste Entzündungsstadium und das Immunsystem, Fieber, Schwellungen mit Rötung, Schmerz und Hitze; Erste-Hilfe-Mittel

Nr. 4 Kalium chloratum: Mittel für das zweite Entzündungsstadium; Lymphmittel, Entzündungen ohne Eiter, weißer Schleim

Nr. 5 Kalium phosphoricum: Mittel für alle nervösen Beschwerden, Angst, Stress, Heimweh, Prüfungsangst, Schulbauchweh

Nr. 6 Kalium sulfuricum: Mittel für das dritte Entzündungsstadium, eitrige Entzündungen

Nr. 7 Magnesium phosphoricum: Hauptmittel bei allen Krampf- und Schmerzzuständen

Nr. 8 Natrium chloratum: Regulation des Wasserhaushalts und des osmotischen Gleichgewichts

Nr. 9 Natrium phosphoricum: Hält Säuren in Lösung, deshalb wichtiges Stoffwechselmittel

Nr. 10 Natrium sulfuricum: Regt alle Ausscheidungsvorgänge an

Nr. 11 Silicea: Mittel für das Bindegewebe, Haut, Haare, Fingernägel, chronische Entzündungen

Nr. 12 Calcium sulfuricum: Macht Eiterherde aktiv, fördert den Abfluss des Eiters

Nr. 13 Kalium arsenicosum: Erhält die Zellkraft bei Degenerationsgefahr

Nr. 14 Kalium bromatum: Dämpfung der Reflexerregbarkeit, Stress, Entlastung der Schleimhäute durch Beeinflussung des Lymphsystems

Nr. 15 Kalium jodatum: Resorbiert wässrige Schwellungen, Schilddrüsenstörungen

Nr. 16 Lithium chloratum: Depressive Stimmung bei gichtig rheumatischen Erkrankungen

Nr. 17 Manganum sulfuricum: Wirkt auf Blutbildung und -verteilung, Blutarmut, Ermüdungszustände, schlecht heilende Wunden

Nr. 18 Calcium sulfuratum: Vermindert Übersäuerungszustände, Erschöpfung

Nr. 19 Cuprum arsenicosum: Lindert Kolikschmerzen in Magen und Darm, Neuralgien, Ischias, Muskelkrämpfe

Nr. 20 Kalium-Aluminium sulfuricum: Verstopfungs- und Blähungskoliken, Schwindel

Nr. 21 Zincum chloratum: Nervöse Schlafstörungen, krampfartige Beschwerden vor und während der Menstruation

Nr. 22 Calcium carbonicum: Frühzeitiges Altern, chronische Schleimhautkatarrhe der Augen, Ohren und Luftwege

Nr. 23 Natrium bicarbonicum: Stoffwechselaktivierung, Ausscheidung harnpflichtiger Substanzen

Nr. 24 Arsenum jodatum: Wirkung auf Lymphdrüsen und Lunge, nässende Ekzeme, chronischer Darmkatarrh

(W. Hemm, S. Mair: „Rezeptierbuch der Biochemie")

Rechtlicher Hinweis:

Jedes Beschwerdebild erfordert eine Diagnose, ein Behandlungskonzept und einen Blick auf mögliche Nebenwirkungen, besonders bei gleichzeitiger Einnahme mehrerer Arzneimittel.

Betrachten Sie deshalb die Behandlungsempfehlungen lediglich als Hinweise und besprechen Sie Ihre individuelle Therapie mit Ihrem Apotheker oder Ihrem Hausarzt.

Die Verfasserin übernimmt keine Verantwortung für Behandlungsfehler.

Eiche
(Quercus robur)

Das Baby mit dem wunden Po
Ist heute ganz und gar nicht froh.
D'rum kocht die Mutter ihrem Kinde
Ein Sitzbad aus der Eichenrinde.

Auch als der werte Ehegatte
Vor kurzem Hämorrhoiden hatte,
Bracht' schnelle Hilfe dieser Sud,
Tat dem geplagten Vater gut.

Es heilte schnell, und man war froh,
Der große und der kleine Po.

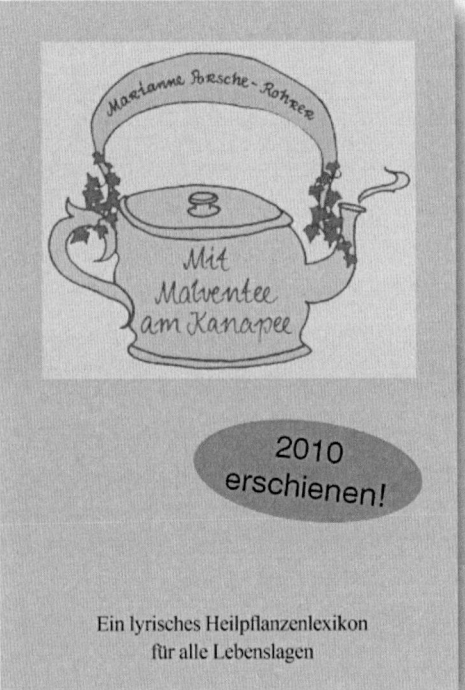

Mit Malventee am Kanapee

2010 erschienen!

Ein lyrisches Heilpflanzenlexikon
für alle Lebenslagen

Gesund durch den Alltag mit Humor!

ISBN 978-3-00-034570-8   124 S.   **9,95 €**

Weitere Leseprobe und Bestellung auf
www.porsche-rohrer.de

Auch überall im Buchhandel

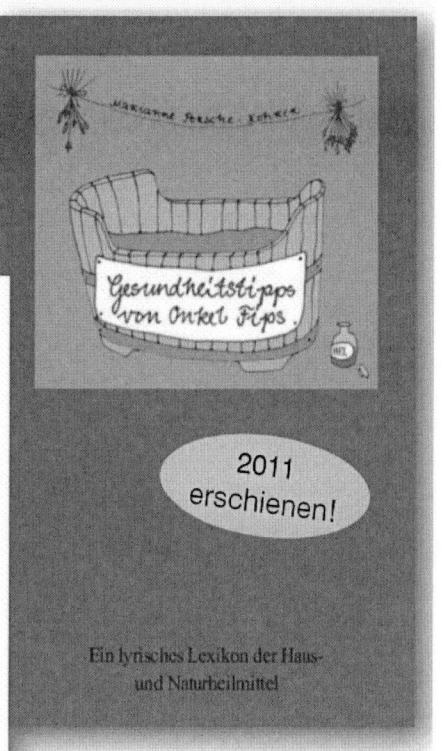

Schnupfen (wässrig)

Wenn die Nase tropft und fließt,
Ist das Leben stark vermiest,
Und man ist ein armer Tropf,
Denn es dröhnt und schmerzt der Kopf.
Ach, ich hab' nichts mehr zu lachen!
Wer hilft mir, was soll ich machen?

Reichlich trinken, inhalieren
Und mit Wick die Brust einschmieren,
Allium cepa Globuli
Aus der Homöopathie
Stündlich fünf nahm Onkel Frieder
Und die Nase lief nie wieder.

Ein lyrisches Lexikon der Haus-
und Naturheilmittel

Gesund durch den Alltag mit Humor!

ISBN 978-3-00-034570-8   118 S.   **9,95 €**

Weitere Leseprobe und Bestellung auf
www.porsche-rohrer.de

Auch überall im Buchhandel

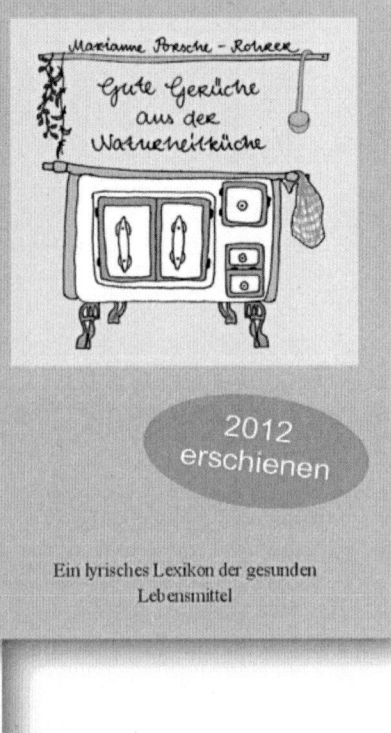

Marianne Porsche - Rohrer
Gute Gerüche
aus der
Naturheilküche

2012
erschienen

Ein lyrisches Lexikon der gesunden
Lebensmittel

Kiwi

Bei den Kiwis hatte sich rumgesprochen,
Die Erkältungswelle sei ausgebrochen,
Und Huster und Nieser in großen Massen
Wären eine Last für die Krankenkassen,
Und daher sollten für diese Interessen
Die Leute mehr frische Kiwis essen.

Denn die guten Früchte bewirken prompt,
Dass Erkältung vergeht oder gar nicht erst kommt.
Bei den Kiwis kam es zu Umsatzspitzen,
Und die Apotheker blieben auf den Pillen sitzen.
Die Früchte waren ein feiner Genuss,
Und mit den Erkältungen war bald Schluss.

Ernährungstipps für gesundheitsbewußte Genießer!

ISBN 978-3-00-038278-9   134 S.   **9,95 €**

Weitere Leseprobe und Bestellung auf
www.porsche-rohrer.de

Auch überall im Buchhandel

Eupatorium perfoliatum (Durchwachsener Wasserhanf)

Karl hat Grippe, schwere Glieder,
Hustenkrämpfe immer wieder,
Alles schmerzt, es dröhnt der Kopf.
Er ist ein ganz armer Tropf.

Würde man jetzt chemisch denken,
Müsst' man Aspirin ihm schenken,
Doch er nimmt, das ist nicht dumm,
Lieber EUPATORIUM.

Er braucht eine Arbeitspause,
Bleibt für einen Tag zu Hause,
Trinkt viel Tee, ist ausgeruht,
Dann ist alles wieder gut.

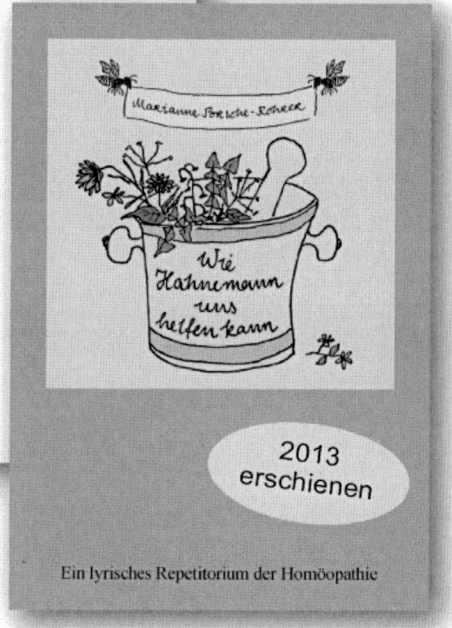

2013 erschienen

Ein lyrisches Repetitorium der Homöopathie

Homöopathie lernen und schmunzeln

ISBN 978-3-00-044046-5   127 S.   **9,95 €**

Weitere Leseprobe und Bestellung auf
www.porsche-rohrer.de

Auch überall im Buchhandel